Dr. Sabine Nunius · Christian Koch

DAUER NERVOSITÄT ÜBERWINDEN

5 praxiserprobte Bausteine gegen innere Unruhe, Spannungszustände und nervöse Tics

Mit dem Vagusnerv in die Balance

humboldt

4 **VORWORT**

7 **WENN UNRUHE SICH NICHT ABSTELLEN LÄSST**

7 **Leben wir in einer unruhigen Zeit?**

10 **Bestandsaufnahme: Wie unruhig bin ich?**

13 **Raus aus der Dauerunruhe: So gehst du vor**

17 **Quick wins: Effekte in kurzer Zeit**

21 **5 BLICKWINKEL – EIN BREITES ANGEBOT AN STRATEGIEN**

21 **Blickwinkel 1: Unruhe und Anspannung vermindern durch kluges Stressmanagement**

23 Was bei Stress passiert: Stressor, Bewertung, Stressreaktion

28 Drei Ebenen des Stressmanagements

30 Test: „Welcher Stresstyp bin ich?"

32 Für weniger Stressoren sorgen

34 Die Bewertung verändern

40 *Blickwinkel 1: Das Wichtigste in Kürze*

41 **Blickwinkel 2: Mit Erkenntnissen aus der Hirnforschung zu mehr Balance**

42 Das Zusammenspiel von Psyche und Körper

56 Einfluss auf dein autonomes Nervensystem nehmen

74 Warum sich die ganze Mühe lohnt

79 *Blickwinkel 2: Das Wichtigste in Kürze*

80 **Blickwinkel 3: Bewegung und Sport – Kraftquellen für Gesundheit und innere Ruhe**

80 Bewegung und mentale Fitness: Wie wirken sie auf deine Psyche?

86 Wie viel Bewegung soll es sein?

88 Fitness: mehr als körperliche Leistungsfähigkeit

91 So wirken Kraft- und Ausdauertraining

93 Faszien: Schlüssel für Mobilität, Flexibilität und Balance

96 Ideen für Aktivitäten, die dich in Bewegung bringen

98 *Blickwinkel 3: Das Wichtigste in Kürze*

99 **Blickwinkel 4: Flexibel und kreativ zur Ruhe finden**
101 Keine Ruhe auf Knopfdruck
105 Der Weg vom Denken zum Tun
109 Langer Jahresurlaub oder kurze Auszeiten?
111 Hier profitierst du besonders von regelmäßigen Auszeiten
115 Das macht eine gute Pause aus
120 Gestaltungsmöglichkeiten für Pausen und Regeneration
125 Neue Gewohnheiten etablieren
126 *Blickwinkel 4: Das Wichtigste in Kürze*
128 **Blickwinkel 5: Nervöse Angewohnheiten loswerden**
128 Nervöse Angewohnheiten, BFRBs, Tics: Was ist was?
132 Wie Gewohnheiten entstehen und wie du sie verändern kannst
141 Techniken gegen nervöse Angewohnheiten
148 *Blickwinkel 5: Das Wichtigste in Kürze*

153 **WEITERE ANSÄTZE UND INSPIRATION**
154 Ergänzende Blickwinkel und Strategien
160 So überwindest du Motivationstiefs und Hindernisse
162 Nur Mut – Veränderung ist möglich!

164 **QUELLEN UND WEITERFÜHRENDE INFORMATIONEN**

174 **REGISTER**

VORWORT

Liebe Leserin, lieber Leser,

gelegentlich mal nervös werden, sich unruhig fühlen, eine stressige Phase durchleben – wer kennt das nicht? Herausforderungen und Zeiten der Anspannung gehören zum Leben dazu. Mehr noch, ein gesunder Körper und ein gesunder Geist brauchen das Wechselspiel von Anspannung und Entspannung, von gefordert werden und loslassen können.

Doch du würdest dieses Buch nicht lesen – und wir hätten es nicht geschrieben –, wenn es nur um das unvermeidbare Nebeneinander von Zeiten der Ruhe und Zeiten der Unruhe gehen würde. Dauernervosität steht eben gerade nicht für ein Auf und Ab, für ein Wechselspiel von Anspannung und Entspannung. Vielmehr wirkt sie wie ein ewiges Dazwischen: Keine reine Anspannung, aber auch keine echte Entspannung, eher eine diffuse Mischung von beidem, bei der meist der angespannte Teil dominiert.

Sich dauerhaft unruhig zu fühlen und nervös zu verhalten, fühlt sich nicht gut an und kann das Leben beeinträchtigen. So gehen damit Konzentrationsschwierigkeiten einher, du wirst wegen fahrigen Auftretens in der Arbeitswelt nicht ernst genommen oder du bist frustriert, weil es dir nicht gelingt, etwas einfach mal nur zu genießen. Hinzu kommen möglicherweise nervöse Angewohnheiten, die du loswerden möchtest, etwa Nägelkauen oder Knibbeln an der Haut. Gegen all diese Symptome kannst du etwas tun. Wir, Dr. Sabine Nunius und Christian Koch, haben für dieses Buch unsere Arbeitsschwerpunkte zusammengebracht und eine Herangehensweise entwickelt, die dir aus der Dauerunruhe heraushelfen kann. Wir bieten dir fünf unterschiedliche Blickwinkel an, die dich deine Nervosität verstehen und verändern lassen.

Sabine geht in ihrer täglichen Arbeit als Heilpraktikerin für Psychotherapie, Yogalehrerin und Coach mit Klientinnen und Klienten häufig den Weg über das autonome Nervensystem (ANS).

Zu dessen Kernaufgaben gehört die körperliche Steuerung von Erregung und Entspannung sowie damit zusammenhängenden Funktionen wie Verdauung und Atmung. Gerät das ANS in ein Ungleichgewicht, kann das ein Gefühl von Unruhe und Zerfahrenheit auslösen. Du hast eine Menge Möglichkeiten, dein autonomes Nervensystem zu beeinflussen und zurück in die Balance zu führen. Sabine verfolgt die wissenschaftliche Forschung zum Thema und stellt in den Blickwinkeln 2 bis 4 unter anderem vor, was wir aus der Polyvagaltheorie über das Nervensystem und das Wechselspiel von Anspannung und Entspannung lernen können.

Christian beschäftigt sich seit Jahren mit dem Themendreieck von Stressmanagement, gesundem Schlaf und Bruxismus (Zähneknirschen, Zähnepressen). Sein Interesse ist nicht nur in seiner Arbeit als psychologischer Einzel- und Paarberater begründet, sondern auch in seiner persönlichen Erfahrung. Denn er hat selbst jahrelang mit den Zähnen geknirscht und noch länger an den Fingernägeln gekaut. Anhaltender Stress erschwert den für das autonome Nervensystem erforderlichen Wechsel von Erregung und Entspannung. Dadurch erhält er Dauernervosität aufrecht. Christian stellt deshalb in Blickwinkel 1 Erkenntnisse aus der Stressforschung und aus seinen Stressmanagementkursen vor. In Blickwinkel 5 geht er auf effektive Strategien zur Veränderung von Gewohnheiten wie Nägelkauen, Knibbeln und Wangenbeißen ein.

Für deinen ganz persönlichen Weg hin zu mehr innerer Ausgeglichenheit wünschen wir dir von Herzen alles Gute!

Deine
Sabine Nunius

Dein
Christian Koch

WENN UNRUHE SICH NICHT ABSTELLEN LÄSST

Aufregung, Stress, Sorgen und Unruhe sind Teil unseres Lebens und somit „normal". Problematisch wird das erst, wenn die Entspannungsphasen fehlen und die Unruhe zum Normalzustand wird. Das kann Körper und Seele krank machen. Um zu verhindern, dass es so weit kommt, ist es wichtig, das Ungleichgewicht zu erkennen und die Balance zwischen Anspannung und Entspannung wiederherzustellen.

Leben wir in einer unruhigen Zeit?

Du fühlst dich seit Wochen, vielleicht sogar schon seit Monaten oder Jahren, nervös, angespannt und unruhig? Du bist genervt und gereizt oder auch niedergeschlagen, entmutigt und besorgt? Vielleicht geht es den Menschen um dich herum ganz genauso. Je nachdem, in welchem Umfeld du dich bewegst, entsteht leicht der Eindruck, dass Besorgnis, Stress und Hektik mittlerweile der Normalzustand sind, weil es gefühlt überall so hektisch und unruhig ist. Sind Nervosität, Unruhe und Druck tatsächlich ein Zeichen unserer Zeit, mit dem du dich arrangieren musst? Und bedeutet das gleichzeitig, dass du einer utopischen Idealvorstellung hinterherläufst, wenn du dich nach Ruhe, innerer Ausgeglichenheit und Balance sehnst und aus dem Kreislauf von Stress, Nervosität und Unruhe ausbrechen möchtest?

Schwankungen in deinem Befinden sind absolut normal.

Ja und nein. Sicherlich ist es so, dass Menschen zu allen Zeiten unter Druck standen, Krisen durchlebten und mit Schwierigkeiten umgehen mussten. Jedes Leben hat seine Höhen und Tiefen, leichtere und herausfordernde Zeiten. Daher sind Schwankungen in deinem Befinden absolut normal. Blicken wir zurück in die Geschichte, entsteht trotzdem oft der Eindruck, früher sei alles etwas langsamer, ruhiger und etwas leichter gewesen. Trifft das zu?

Die Kulturwissenschaftlerin Ann-Kristin Tlusty hat sich mit der These, Stress sei ein modernes Phänomen, kritisch auseinandergesetzt. Sie kommt zu dem Schluss, dass die Erschöpfung sowie die Angst vor ihren Folgen bis in die Antike zurückreichen: „Doch auch ein Blick weit vor die westliche Nachkriegszeit offenbart, dass die Mär der modernen Erschöpfung nicht zutrifft. Schon vor mehr als tausend Jahren war Erschöpfung ein populäres Thema." Stress ist genauso wenig eine neuartige Erscheinung wie damit einhergehende Unruhe, Anspannung sowie die körperliche und mentale Ermüdung. In gewisser Hinsicht ist Nervosität also ein natürlicher Bestandteil des menschlichen Lebens.

Allerdings sehen Historiker wie Yuval Noah Harari und Evolutionsforscher wie Daniel Lieberman den eigentlichen großen Umbruch mit Beginn der Sesshaftigkeit zwischen 8.000 und 10.000 v. Chr. Menschen in Jäger- und Sammlerkulturen arbeiten lediglich etwa sechs Stunden am Tag. Sie regulieren ihr Hormon- und autonomes Nervensystem durch deutlich mehr Bewegung und ausgiebigere Phasen der Entspannung, als es in unserer heutigen Lebensweise üblich ist. Die Erfordernisse der Landwirtschaft und die explodierenden Nachwuchszahlen ließen jedoch eine Fortführung dieses Lebensstils nicht zu, sodass sich der Lebensstil, den wir heute kennen, durchgesetzt hat. Nun klingen zehntausend Jahre nach einer langen Zeit, evolutionsgeschichtlich ist das jedoch nur ein Wimpernschlag. Unser Körper und Gehirn haben sich in dieser Zeit nur wenig verändert und längst nicht an die Herausforderungen unserer neuen Lebensumstände angepasst.

Die Arbeit steht an erster Stelle der Liste der Faktoren, die Stress verursachen.

Noch dazu hat sich in den letzten Jahren eine Entwicklung vollzogen, die nachdenklich stimmt und Grund zur Besorgnis bietet. So hat das Stressempfinden der Deutschen merklich zugenommen, wie ein Bericht des „Ärzteblatts" aus dem Jahr 2021 zeigt: „Die Deutschen fühlen sich zunehmend gestresst. Laut einer [...] Umfrage der Techniker Krankenkasse steht mit 26 Prozent mehr als ein Viertel häufig unter Stress. Das sind 30 Prozent mehr als bei einer ähnlichen Befragung von 2013. Mit 64 Prozent fühlen sich knapp zwei von drei Menschen der Studie zufolge zumindest manchmal gestresst. Die Coronapandemie verstärkte das Stressempfinden noch einmal. Auf die Frage, ob das Leben seit Beginn der Pandemie stressiger geworden sei, antwortet mit 47 Prozent rund die Hälfte der Befragten mit Ja."

Die zitierte TK-Stressstudie führt gleich an erster Stelle die Arbeit als Hauptquelle von Stress und damit als mögliche Ursache von Nervosität und Unruhe auf. Auf den folgenden Plätzen: eigene Ansprüche, gesundheitliche Probleme, zwischenmenschliche Konflikte sowie der Zwang zur ständigen Erreichbarkeit.

Stress kann sowohl die Stimmung als auch das physische Befinden beeinträchtigen.

Welche Folgen hat diese Entwicklung? Im Rahmen der TK-Studie gaben die Befragten die folgenden Symptome an: Erschöpfung, Kopfschmerzen, Schlafprobleme sowie Depression und Niedergeschlagenheit. Es wird deutlich: Stress wirkt sich auf unterschiedlichen Ebenen aus und kann deine Stimmung sowie dein physisches Befinden beeinträchtigen.

Bestandsaufnahme: Wie unruhig bin ich?

Du findest dich in einem oder mehreren dieser Symptome wieder? Das ist ein erster Hinweis darauf, dass es an der Zeit ist, etwas an deiner Lage zu verändern. Vielleicht stellst du dir ohnehin schon die Frage, ob diese Situation für dich und deine Gesundheit gefährlich ist und wie dringend Handlungsbedarf besteht. Sofern du dir nicht sicher bist, ob deine Nervosität, Unruhe und Anspannung bereits so ausgeprägt sind, dass du aktiv werden und etwas ändern solltest, möchten wir dir hier eine Orientierungshilfe an die Hand geben. Es gibt ein paar Warnzeichen, die dich darauf hinweisen, dass du umgehend etwas tun solltest, um wieder mehr in Balance zu kommen.

Warnzeichen, die eine rasche Veränderung empfehlen

- Du reagierst regelmäßig schnippisch, dünnhäutig oder gereizt, obwohl das eigentlich gar nicht deine Art ist. Egal, ob einem Kollegen ein Fehler unterlaufen ist, deine Kinder beim Frühstück herumtrödeln oder dein Partner beim Einkaufen etwas vergessen hat: Obwohl es sich um Kleinigkeiten handelt, gehst du an die Decke, reagierst pampig und schämst dich im Anschluss manchmal selbst für dein Verhalten. In dem jeweiligen Moment kannst du dich trotzdem nicht zurückhalten und explodierst, ohne es wirklich zu wollen.

- Deine Gedanken kreisen nur noch um Probleme, Sorgen und Schwierigkeiten. Selbst in deiner Freizeit oder wenn du Zeit hast, dich zu entspannen, dreht sich das Gedankenkarussell in deinem Kopf permanent weiter.
- Du bist fahrig, unkonzentriert und hektisch. Bei Tätigkeiten, die Genauigkeit erfordern, unterlaufen dir zunehmend Flüchtigkeitsfehler. Kreatives Denken wird zur mühsamen Herausforderung, die Quelle der Ideen scheint plötzlich versiegt. Gestalterische und innovative Tätigkeiten werden zum Kraftakt.
- Du fühlst dich müde und ausgelaugt. Dennoch kannst du nicht schlafen oder wachst am nächsten Morgen wie gerädert auf. Immer häufiger wachst du in der Nacht auf. Oft beginnst du dann zu grübeln oder wälzt dich unruhig hin und her.
- Dein Körper reagiert auf Anspannung und Nervosität zunehmend sensibel. Du leidest in regelmäßigen Abständen unter Kopfschmerzen, Magenproblemen oder Muskelverspannungen. Mitunter fühlst du dich krank und abgespannt, als ob ein Infekt oder eine andere Krankheit im Anzug wäre. Dein Energielevel sinkt beständig, selbst kleinere Anstrengungen scheinen mehr und mehr Kraft zu erfordern.
- Dein Hautbild verschlechtert sich merklich. Ohne dass du etwas an deiner Pflegeroutine geändert hast, treten plötzlich Pickel, Rötungen und Entzündungen auf. Kleinere Risse und Verletzungen heiler schlechter als früher.

Bestimmte körperliche Warnsignale zeigen deutlich, dass eine baldige Veränderung wichtig ist. Diesen solltest du Beachtung schenken.

Diese Anzeichen sprechen eine deutliche Sprache. Treffen mehrere Punkte auf dich zu, solltest du zumindest einen sehr genauen Blick auf deine Situation werfen und den Warnhinweisen Beachtung schenken. Für eine noch detailliertere Einschätzung deiner Lage hilft dir unsere Checkliste. Wie viele dieser Fragen beantwortest du mit Ja?

Checkliste: Wie unruhig bin ich?

1. Ich fühle mich fast jeden Tag unruhig.
2. Ich habe oft schon beim Aufwachen ein nervöses Gefühl.
3. Ich kann Zeiten der Ruhe und Entspannung kaum genießen, weil ich dann eine innere Aufgewühltheit oder ein körperliches Kribbeln wahrnehme.
4. Zur Entspannung brauche ich Alkohol oder Medikamente.
5. Ich spüre bereits körperliche Auswirkungen meiner hohen Belastung, zum Beispiel Verspannung, Müdigkeit, Magenbeschwerden, Lustlosigkeit (auch sexuell), Schwitzen, hohen Puls, Kopfschmerz.
6. Ich kaue an den Fingernägeln, an Stiften oder Gegenständen oder beiße mir in die Wangen.
7. Ich bewege im Sitzen hektisch die Beine.
8. Ich bearbeite nervös meine Haut, knibble, kratze oder pule.
9. Ich spiele unruhig mit meinen Haaren oder mit Gegenständen.
10. Andere sagen, ich wirke fahrig oder verbreite Unruhe.
11. Ich bin leicht aus der Fassung zu bringen.
12. Selbst kleine Dinge ärgern mich und versetzen mich in Stress.
13. Ich bin leicht zu entmutigen.
14. Ich fühle mich weder auf der Arbeit noch im privaten Umfeld wohl.
15. Ich brauche abends länger als 30 Minuten zum Einschlafen. Meine innere Unruhe und kreisende Gedanken erschweren mir das Runterkommen von der Hektik des Tages.
16. Anstatt durchzuschlafen, wache ich nachts oft auf.
17. Echte Pausen erlaube ich mir erst, wenn ich alle Aufgaben erledigt habe – was selten vorkommt.
18. Ich springe von einer Aufgabe zur anderen und kann nicht gut Prioritäten setzen.
19. Mein Gedächtnis oder meine Merkfähigkeit ist beeinträchtigt.
20. Ich lasse meine sozialen Kontakte schleifen.
21. Ich fühle mich auch nach dem Sport noch hibbelig.

Fast jeder wird sich in der ein oder anderen Aussage wiederfinden. Das ist kein Grund zur Sorge. Wenn du vier bis fünf oder noch mehr Einträge aus dieser Liste als für dich zutreffend empfindest, dann besteht vermutlich im Sinne dieses Buchs erster Handlungsbedarf. Stimmen besonders viele dieser Aussagen für dich, dann nimm das Thema Unruhe, Nervosität und Anspannung bitte ernst. Unternimm in diesem Fall zeitnah erste Veränderungsschritte, vielleicht auch mit der Unterstützung von Fachleuten.

Raus aus der Dauerunruhe: So gehst du vor

Du hast anhand der Listen eine erste Einschätzung zu deiner Unruhe und Dauernervosität vorgenommen. Nun kommen wir zur Praxis: Was kannst du tun, um etwas zu verändern?

Ein lang anhaltendes nervöses Grundgefühl speist sich in der Regel aus mehreren Quellen. Neben deinem autonomen Nervensystem spielen deine sozialen Beziehungen, Schlaf, innere Stressverstärker und vieles mehr eine Rolle. Je nach Blickwinkel treten andere Faktoren in den Vordergrund.

In diesem Buch stellen wir dir fünf Blickwinkel vor, die wir für besonders wichtig halten. Wir laden dich ein, deine Situation aus jedem dieser Blickwinkel zu betrachten. Du wirst dabei Neues lernen, deine eigene Situation durch Selbsttests besser verstehen und eine Reihe von Veränderungsstrategien kennenlernen. Manche davon werden besser für dich passen, andere weniger gut. Es geht nicht darum, sie alle umzusetzen, sondern deinen ganz persönlichen Weg zu gehen.

Deshalb empfehlen wir dir, pro Blickwinkel erst einmal nur einen Baustein auszusuchen, der dich anspricht, und diesen im Alltag auszuprobieren. Falls du mehr als einen Baustein bzw. eine Maßnahme umsetzen möchtest, kannst du das selbstverständlich

Es gibt eine große Bandbreite an Strategien, die dir dabei helfen, deine dauerhafte Unruhe zu überwinden.

tun. Doch erlaube dir ruhig, am Anfang nicht zu viel zu wollen. Ganz schnell ganz viel zu tun, führt nicht unbedingt zum dauerhaften Erfolg. Wenige Maßnahmen langfristig umzusetzen, kann für deinen Weg aus der Dauerunruhe mehr Erfolg bringen als ein kurzes Feuerwerk von Experimenten, das schnell wieder verpufft. Auch oder gerade, wenn die innere Unruhe dich dazu drängt, ganz schnell ganz viel auf einmal zu machen: Einen etwas längeren Zeitrahmen von einigen Wochen oder Monaten in den Blick zu nehmen, ist schon ein erster Schritt hin zu mehr innerer Ausgeglichenheit. Die folgenden Blickwinkel helfen dir dabei. Du kannst sie nacheinander lesen oder direkt mit dem Blickwinkel anfangen, der dich gerade am meisten interessiert.

Unruhe – oder doch psychische Erkrankung?

Innere Unruhe, Nervosität, Stress und Erschöpfung können in manchen Fällen Symptome von psychischen Erkrankungen sein. Für deren Behandlung reichen die Tipps und Hinweise in diesem Buch nicht aus. Sie können aber möglicherweise ergänzend hilfreich sein. Am besten sprichst du darüber mit deinem Arzt oder deiner Therapeutin. Diese sind auch die richtige Anlaufstelle, falls du bei dir eine psychische Erkrankung vermutest.

Im Folgenden nennen wir ein paar Beispiele für solche Krankheitsbilder mit Bezug zu innerer Unruhe, Anspannung und Erschöpfung. Bitte beachte, dass diese Liste natürlich nicht vollständig ist.

- Depression: Zu den Symptomen von depressiven Episoden zählen unter anderem gedrückte Stimmung, erhöhte Ermüdbarkeit, Interessenverlust, Konzentrationsschwierigkeiten, verringertes Selbstwertgefühl, Schlafstörungen und Appetitlosigkeit.
- Manie: Manische Episoden sind nicht nur durch ein intensives Hochgefühl und erhöhte persönliche Leistungsfähigkeit gekennzeichnet, sondern können sich auch in einem Gefühl von Getriebenheit und Unruhe ausdrücken.
- Bipolare Störung: Bei einer bipolaren Störung kommt es im Lauf der Zeit zum Wechsel von depressiven und manischen Episoden.

- Anpassungsstörung: Auf Belastungen durch psychosoziale Ereignisse und Veränderungen, die von einem Umzug über die Geburt eines Kindes bis hin zu einem Todesfall im Umfeld reichen können, reagieren manche Menschen einige Monate lang mit Symptomen, die jenen von Depression oder Manie ähneln.
- Posttraumatische Belastungsstörung: Von Ereignissen katastrophalen Ausmaßes betroffen zu sein, etwa von einer Naturkatastrophe, Freiheitsberaubung oder Vergewaltigung, kann schwere und langfristige Folgen nach sich ziehen. Dazu zählen eine erhöhte Wachsamkeit (hyperarousal), Unruhe, Erschöpfung und Schlafstörungen.
- Emotional instabile Persönlichkeit vom Borderlinetyp: Menschen mit einer emotional instabilen Persönlichkeit reagieren mit überstarken Emotionen, tun sich mit deren Regulation schwer und erleben starke Anspannung.
- Phobien und Angststörungen: Verschiedene Formen von Phobien und Angststörungen gehen mit Gefühlen von Gestresstheit und innerer Unruhe einher.
- Körperbezogene repetitive Verhaltensstörungen, Ticstörungen und stereotype Bewegungsstörungen sind unterschiedliche Erkrankungen, die sich in körperlicher Unruhe ausdrücken können. Die Unterschiede zwischen ihnen erläutern wir zu Beginn von Blickwinkel 5.

Blickwinkel 1: Klug mit Stress umgehen

Der Unruhe läufst du weder durch einen Sprint davon noch durch einen leistungsorientierten Marathon. Stattdessen lässt du sie eher bei einer langen Wanderung Stück für Stück hinter dir.

Dauerstress bringt das Nervensystem aus der Balance und dich in die innere Unruhe. In Blickwinkel 1 wirst du die drei Elemente einer Stressreaktion und die ihnen zugeordneten drei Ebenen von erfolgreichem Stressmanagement kennenlernen. Der Test „Welcher Stresstyp bist du?“ gibt dir eine Orientierung, welche Ebene für dich persönlich besonders wichtig ist.

Dann stellt Christian dir für die ersten beiden Ebenen erfolgreiche Strategien vor – die dritte Ebene behandelt Sabine in Blickwinkel 4. Den Umgang mit Stress zu verändern, ist für viele Menschen eine wichtige Voraussetzung, um ihre Nervosität loslassen zu können.

Blickwinkel 2: Dein autonomes Nervensystem

Das autonome Nervensystem navigiert dich durch Erregung und Entspannung. Eine Daueraktivierung bestimmter Teile des Nervensystems kann innere Unruhe erzeugen und sogar dazu führen, dass du selbst in entspannten Situationen nicht mehr zur Ruhe kommst. Darum stellt Sabine dir in Blickwinkel 2 dein (autonomes) Nervensystem, seine verschiedenen Zustände und die Polyvagaltheorie vor. Du erfährst, an welchen Signalen du den aktuellen Zustand deines Nervensystems erkennen und auf welchen Wegen du es beeinflussen kannst.

Blickwinkel 3: Ausgeglichenheit durch Bewegung

Dein Hormon- und Nervensystem sind zu ihrer Regulation auf körperliche Aktivität angewiesen. Zudem ist Bewegung wichtig für deine Gesundheit – die wiederum deine allgemeine Widerstandsfähigkeit stärkt und dich stressresistenter macht. Aus diesem Grund hat Sabine wichtiges Wissen über Bewegung zusammengestellt und gibt Anregungen, wie du diese sinnvoll und mit Spaß gestalten kannst. So unterstützt du deine Gesundheit und hilfst deinem Nervensystem, zurück in die Balance zu kommen.

Blickwinkel 4: Deine Form der Ruhe und Entspannung

Dauernervosität macht das Abschalten schwer. Ist der sogenannte sympathische Teil deines autonomen Nervensystems dauerhaft aktiviert, spürst du möglicherweise selbst beim Chillen in der Badewanne noch ein unruhiges Kribbeln. Um aus anhaltender Unruhe in eine innere Balance zu kommen, braucht es beides, die

Dynamik und die Ruhe. Ergänzend zu Blickwinkel 3, dem bewegten Teil, gibt dir Sabine Tipps, wie du Entspannung und Erholung alternativ gestalten kannst und sich so Schritt für Schritt wieder mehr innere und äußere Ruhe einstellt.

Blickwinkel 5: Nervöse Angewohnheiten loswerden
Im Zusammenhang mit deiner inneren Unruhe hast du möglicherweise die ein oder andere nervöse Angewohnheit entwickelt, etwa Nägelkauen, Wangenbeißen oder Hautknibbeln. Christian stellt dir vor, welche Elemente eine solche Gewohnheit ausmachen und wo du ansetzen kannst, um sie zu verändern. Durch eine Übung kannst du deine persönlichen Auslöser identifizieren. In manchen Fällen handelt es sich bei solchen Verhaltensweisen um sogenannte körperbezogene repetitive Verhaltensstörungen. Bei deren Behandlung haben sich unter anderem das Gewohnheitsumkehrtraining und die Bewegungsentkopplung bewährt, beide Techniken werden näher erklärt.

Quick wins: Effekte in kurzer Zeit

Die dauerhafte Veränderung eines unruhig-nervösen Grundzustands braucht Zeit und Geduld – was in Phasen der (inneren) Unruhe oft eine ganz besondere Herausforderung ist. Deshalb haben wir für dich einige Tipps zusammengestellt, mit deren Hilfe du zumindest in Teilbereichen schnell greifbare Verbesserungen erzielen kannst. Es handelt sich dabei um Maßnahmen aus verschiedenen Teilen des Buchs, die in vergleichsweise kurzer Zeit erste wahrnehmbare Effekte erbringen. Sie sind allerdings kein Ersatz für weiterführende Maßnahmen, die tiefer gehen und eine langfristig anhaltende Verbesserung bringen.

Quick Win 1: Beobachtungsübung zum Stressmanagement

Manche Gestresst-Unruhige profitieren stark davon, typische Stresssituationen im Alltag zu analysieren. Was war der Stressor, also der äußere Reiz, wie hast du ihn bewertet und welche Stressreaktion hat sich gezeigt? Lies dazu die Erläuterung unter der Überschrift „Was bei Stress passiert: Die drei Elemente eines Stressvorgangs" und mache die „Beobachtungsübung zum Stressmanagement" aus Blickwinkel 1 auf Seite 26.

Quick Win 2: Die Spannung wegatmen

Dein autonomes Nervensystem ist für zahlreiche Vorgänge in deinem Körper verantwortlich. Einige Maßnahmen haben einen besonders schnellen Effekt auf dein autonomes Nervensystem. Eine davon ist die Beeinflussung des ANS über deine Atmung. Oft helfen schon einige tiefe Ausatmungen, ein Stöhnen oder Seufzen, um die schlimmste Spannung abzubauen und etwas mehr Ruhe zu gewinnen. Diese Art der Maßnahme ist vor allem dann hilfreich, wenn du dich akut gestresst oder angespannt fühlst und dir schnelle Linderung für die momentane Situation wünschst. Weitere Vorschläge findest du am Ende von Blickwinkel 2 ab Seite 66.

Quick Win 3: Mit Bewegung aus der Unruhe

Bewegung trägt dazu bei, Nervosität, Anspannung und innere Unruhe abzubauen. Dir fehlt gerade die Zeit oder die Motivation zu einer Trainingseinheit? Dann gönne dir eine kurze „Schüttel-Pause"! Gerade wenn du komplett unter Strom stehst, ist es oft erstaunlich wohltuend, für einen Moment aufzustehen und Arme, Beine oder auch den ganzen Körper zu schütteln. Gib dir anschließend einen kurzen Moment zum Nachspüren und fühle, wie vielleicht ein Teil der Anspannung deinen Körper verlassen hat. In Blickwinkel 3 findest du weitere Ideen und Anregungen für Bewegungsvarianten, die du leicht in deinen Alltag integrieren kannst. Mehr dazu ab Seite 96.

Quick Win 4: Micro Breaks – die Kurzauszeit im Alltag

Dir schwirrt förmlich der Kopf und du weißt vor Aufgaben und Verpflichtungen schier nicht mehr wohin? Dann kann eine bewusste kurze Unterbrechung helfen. Wenn es dir angenehm ist, schließe die Augen, halte inne und konzentriere dich auf deine Atmung oder rufe dir das Bild eines deiner Lieblingsorte ins Gedächtnis. Einige Atemzüge oder ein kurzer Moment der Stille sind vollkommen ausreichend! Auf diese Weise sorgst du für eine bewusste Unterbrechung und einen Kontrast zu deinem hektischen Alltag. Solche Micro-Auszeiten helfen dir, deine Konzentration über den Tag aufrechtzuerhalten und dir frische Energie zu geben. Mehr darüber, wie du sie gestalten und in deinen Tag integrieren kannst, findest du in Blickwinkel 4 auf Seite 111.

Quick Win 5: Movement Decoupling

Die verhaltenstherapeutische Technik der Bewegungsentkopplung (Movement Decoupling) kann dir schon in zwei bis sechs Wochen helfen, immer seltener an den Nägeln zu kauen oder an der Haut zu knibbeln. Dazu nimmst du erst einmal ganz genau wahr, mit welcher Bewegung du zum Beispiel deine Hand vor dem Nagelbeißen zum Mund führst. Welchen Bogen beschreibt der Arm, wie sind die Finger gekrümmt? Dann trainierst du etwa 30-mal täglich genau diese Bewegung, knabberst am Ende aber eben gerade nicht am Fingernagel. Sobald der Nagel schon fast zwischen den Zähnen ist, endest du stattdessen mit einer ruckartigen alternativen Bewegung, indem du dir etwa über die Wange streichst oder ans Ohr fasst. Auf diese Weise veränderst du den bisherigen Bewegungsautomatismus in deinem Gehirn. Diese Methode ersetzt nicht die Suche nach alternativen Strategien zum Umgang mit Nervosität und Spannungszuständen, vermeidet aber relativ schnell die sichtbaren körperlichen Folgen von Nägelkauen, Hautbearbeiten, Haarezupfen und weiteren nervösen Gewohnheiten. Mehr dazu in Blickwinkel 5 auf Seite 145.

5 BLICKWINKEL – EIN BREITES ANGEBOT AN STRATEGIEN

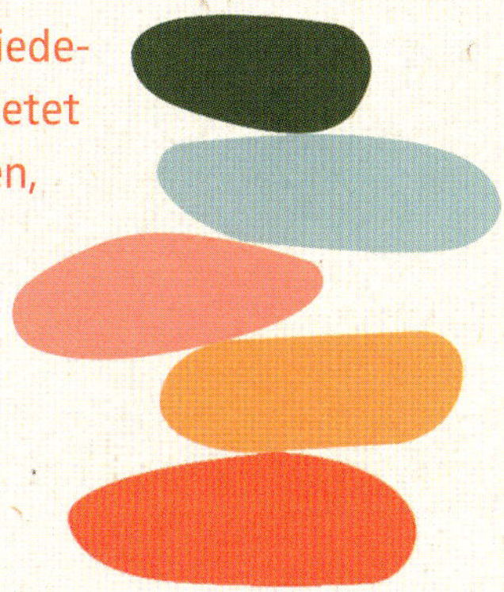

Das Thema Dauernervosität lässt sich aus verschiedenen Blickwinkeln betrachten. Jeder Blickwinkel bietet bestimmte Strategien, die dir dabei helfen können, die Dauerunruhe hinter dir zu lassen. Wähle aus dem großen Angebot an Maßnahmen die aus, die für dich und deine Situation passen und die am besten für dich funktionieren.

Blickwinkel 1: Unruhe und Anspannung vermindern durch kluges Stressmanagement

Angesichts von Gefahr schüttet dein Körper das Stresshormon Adrenalin aus. Deine Muskeln spannen sich an und werden stärker durchblutet. Dein Puls und dein Blutdruck erhöhen sich, deine Herzratenvariabilität (HRV) sinkt. Dein Atem wird schneller und flacher. Du fängst vielleicht auch an zu schwitzen oder du beginnst zu zittern. Dein Körper befindet sich in Alarmbereitschaft, du bist bereit für Kampf oder Flucht. Im Kampf nicht benötigte Funktionen wie Verdauung und Libido werden zurückgestellt. Dein gedanklicher Fokus richtet sich allein auf die Bedrohung.

Nach etwa 20 bis 30 Minuten werden weitere Stresshormone ausgeschüttet, wie Cortisol, das für eine erhöhte anhaltende Wachsamkeit auf etwas niedrigerem Niveau sorgt. Solche und weitere vorübergehende Veränderungen fordern deinen Körper und sind eine gesunde Reaktion – wenn sie nicht zu oft und nicht zu lange auftreten. Ist die Gefahr vorüber, verschwinden auch die Symptome. Atemfrequenz und Puls normalisieren sich, innere Unruhe geht zurück, die Muskeln entspannen sich.

Bei anhaltendem Stress wird der Wechsel zwischen echter spannungsgeladener Aktivität und echter Entspannung erschwert. Den brauchst du aber für innere Ausgeglichenheit.

Eine solche kurzfristige Stressreaktion ist kein großes Problem, doch für die meisten von uns bleibt es nicht dabei. Viele von uns erleben Dauerstress – Stress wird regelrecht zur Grunddimension des Lebens und stressfreie Momente werden zur Ausnahme. Auf anhaltenden Stress sind unser körperliches und psychisches System nicht ausgelegt. Dauerhaft erhöhte Adrenalin- und Cortisolspiegel verringern deine Merk- und Entspannungsfähigkeit, nehmen Einfluss auf deinen Stoffwechsel und dein Immunsystem, erhöhen dein Risiko für Diabetes, Krebs, Autoimmunerkrankungen, Infekte und viele weitere Krankheiten. Und er kann dich dauerhaft nervös und unruhig machen sowie das Ausmaß von nervösen Angewohnheiten und körperbezogenen repetitiven Verhaltensstörungen steigern.

Das stressauslösende Gefühl von Herausforderung und Bedrohung aktiviert den sympathischen Teil deines Nervensystems. Das ist erst einmal gut so. Für innere Ausgeglichenheit brauchst du aber auch die andere Seite der Waage: Entspannung und das Gefühl von Sicherheit. So wird der parasympathische, beruhigende Teil deines autonomen Nervensystems aktiviert.

Dieses Wechselspiel von Erregung und Entspannung hilft ganz entscheidend auf dem Weg aus der Dauernervosität. Solange du im Dauerstress bist, vielleicht auch unbewusst, wirst du dein autonomes Nervensystem nicht zur Ruhe bringen. Damit es dir gelingen kann, den gewünschten Einfluss auf dein autonomes Nervensystem und deine Nervosität zu nehmen, ist ein guter Umgang mit Stress notwendig. Deshalb erhältst du im ersten Blickwinkel Informationen und Ideen für wirksames Stressmanagement durch kluge Entscheidungen und Denkweisen, das sich auf den Körper und das autonome Nervensystem auswirkt.

Was bei Stress passiert: Stressor, Bewertung, Stressreaktion

Du kannst dein Stresserleben besser verstehen und beeinflussen, wenn du die drei Elemente eines Stressvorgangs kennst. Herausgearbeitet hat sie der US-amerikanische Psychologe Richard S. Lazarus. Sein Stressmodell ist unter Stressforschern im Allgemeinen anerkannt und liegt erfolgreichen Therapieansätzen zugrunde. Die drei Elemente sind: Stressor, Bewertung und Reaktion.

> Die drei Elemente der Stressreaktion sind: Stressor, Bewertung und Reaktion.

Was dich stresst: der Stressor

Am Anfang eines Stressvorgangs steht ein Stressor. Das ist ein Reiz, den wir als Bedrohung erleben. Zum Beispiel ein freilaufender Hund, der plötzlich um die Ecke biegt. Oder 120 E-Mails im Postfach. Oder dein Kind, das sich an der Supermarktkasse schreiend zu Boden wirft. Die Bedrohung von emotionalen Grundbedürfnissen kann ebenfalls den Anfang einer Stressreaktion ausmachen. Das ist der Fall beim Anblick des verärgerten Gesichts deines Partners. Oh nein, gleich wird er mir Vorwürfe machen und was ist dann mit meinem Bedürfnis nach Wertschätzung und Sicherheit!? Zum Auslösen einer emotionalen Reaktion genügt es sogar, wenn wir uns den Stressor vorstellen. Die Erinnerung daran, wie der unsympathische Kollege uns vor versammelter Mannschaft vorgeführt hat, kann uns ebenso in Stress versetzen wie das Kopfkino von der bevorstehenden Wohnungsbesichtigung durch die mürrische Vermieterin.

Aber: Keine der genannten Situationen löst von sich aus Stress in dir aus. Ob ein Reiz zum Stressor wird, das entscheidet das zweite Element einer Stressreaktion: die Bewertungsebene.

Wie du draufschaust: die Bewertung des Stressors

„Da kommt ein freilaufender Hund um die Ecke – klasse, ich liebe Hunde!“ „Mein Kind wirft sich im Supermarkt bockig auf den Boden – in Ordnung, heute habe ich Zeit und möchte die neue Strategie aus dem Elterncoaching ausprobieren!“ Ob du einen Reiz als bedrohlich, als neutral oder als positiv bewertest, entscheidest du. Anders gesagt: Es entscheidet dein Gehirn, insbesondere das Stress- und Angstzentrum mit Thalamus und Amygdala.

In manchen Fällen werden sofort Stresshormone ausgeschüttet, etwa bei einem unerwarteten lauten Knall dicht hinter dir. In den meisten Fällen aber nimmt das Großhirn eine Bewertung vor. Das geht schnell und erfordert kein langes Nachdenken. Eine wichtige Rolle spielt dabei der Abgleich mit früheren Erlebnissen. Ist es dir schon 23-mal gelungen, die mehr als 100 E-Mails im Postfach in einer angemessenen Zeit abzuarbeiten, wird dich dies das 24. Mal nicht mehr beeindrucken. Endete die letzte Wohnungsbesichtigung durch die Vermieterin in einer Katastrophe, wird der

Gedanke an den näher rückenden Termin wahrscheinlich deinen Puls beschleunigen.

Nach Lazarus beantwortest du beim Wahrnehmen eines Reizes blitzschnell zwei Fragen: Ist dieser Reiz bedrohlich für mich und somit ein Stressor? Und, falls ja – verfüge ich über die Kompetenzen und Ressourcen, um dieser Bedrohung erfolgreich zu begegnen? Beantwortest du die erste Frage mit Ja und die zweite mit Nein, kommt es zu einer Stressreaktion.

Das Stressmodell nach Lazarus

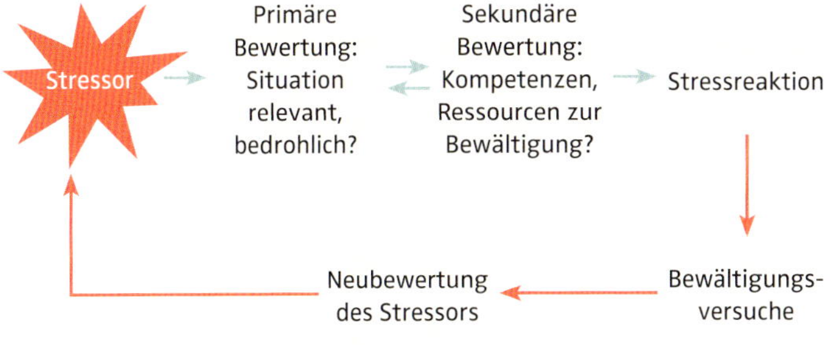

Was dann passiert: die Stressreaktion

Bewertest du eine Situation als bedrohlich, beginnt in deinem Körper eine Stressreaktion, wie sie oben bereits beschrieben wurde. Das Stresshormon Adrenalin wird ausgeschüttet, bei anhaltenden Herausforderungen zusätzlich vermehrt Cortisol. Dein Körper schaltet in den Kampf-oder-Flucht-Modus. Die Teile deines Gehirns, die für kreative Lösungsfindung und rationales Denken besonders wichtig sind, werden angesichts der Gefahr weniger durchblutet.

Beobachtungsübung zum Stressmanagement

Diese Übung überträgt die drei Elemente des Stressmodells nach Lazarus auf deinen Alltag. Du kannst sie in zwei Varianten machen.

Variante 1: Nimm dir nach einer stressigen Situation etwas Zeit, um im Rückblick die drei Elemente zu entdecken: Was war der Stressor? Was war deine Bewertung? Welche Stressreaktion hast du wahrgenommen? Am besten erstellst du auf einem Blatt Papier oder in einer Datei eine Tabelle mit vier Spalten. In der ersten Spalte notierst du, um welche Situation es geht. Der zweiten bis vierten Spalte gibst du die Überschriften „Stressor", „Bewertung" und „Reaktion" und hältst fest, was dir auffällt.

SITUATION	STRESSOR	BEWERTUNG	REAKTION
Erster Arbeitstag nach dem Urlaub	100 E-Mails im Postfach	Ich weiß gar nicht, wie ich das alles schaffen soll.	Nacken verspannt sich, ich werde hektisch, schlechte Laune
Zu Hause, als mein Blick auf die Kerbe im Parkett fällt	Kerbe + bevorstehende Wohnungsbesichtigung durch mürrische Vermieterin	Ich erwarte Vorwürfe und schlechte Stimmung.	Resignation, ich werde still und denke daran, wie die Vermieterin beim letzten Mal geschimpft hat, beklemmendes Gefühl in der Brust

Variante 2: In dieser Variante wirst du detaillierter, indem du die Spalte „Bewertung" in „Bewertung des Stressors" und „Bewertung meiner Bewältigungskompetenz" unterteilst. Erkenntnisse aus dieser relativ einfachen Selbstanalyse können bereits eine spürbare Verbesserung im Umgang mit Stress bewirken.

SITUATION	STRESSOR	BEWERTUNG DES STRESSORS	BEWERTUNG MEINER BEWÄLTIGUNGS-KOMPETENZ	REAKTION
Erster Arbeitstag nach dem Urlaub	100 E-Mails im Postfach	Hinter jeder E-Mail steht jemand, der schlecht über mich denken wird, wenn ich nicht ganz schnell antworte. Das bedroht mein Ansehen und gefährdet meinen Arbeitsplatz.	Ich weiß gar nicht, wie ich das alles schaffen soll. Nach dem letzten Urlaub waren die ersten beiden Arbeitswochen so stressig, dass ich krank geworden bin.	Nacken verspannt sich, ich werde hektisch, schlechte Laune
Zu Hause, als mein Blick auf die Kerbe im Parkett fällt	Kerbe + bevorstehende Wohnungsbesichtigung durch mürrische Vermieterin	Ich erwarte Vorwürfe und schlechte Stimmung. Das bedroht meinen Selbstwert.	Aus irgendeinem Grund fühle ich mich neben der Vermieterin immer so klein und weiß nicht ganz, was ich sagen soll. (Ergänzung: Beim Ausfüllen dieser Tabelle fällt mir auf, dass beim letzten Mal eigentlich nichts Schlimmes passiert ist und ich mir nach der Besichtigung noch einen schönen Tag gemacht habe.)	Resignation, ich werde still und denke daran, wie die Vermieterin beim letzten Mal geschimpft hat, beklemmendes Gefühl in der Brust

Drei Ebenen des Stressmanagements

Nun kennst du die drei Elemente einer Stressreaktion. An allen drei Elementen kann Stressmanagement ansetzen, es gibt also drei Ebenen eines erfolgreichen Stressmanagements. In der Tabelle sind diese Ebenen sowie möglichen Strategien übersichtlich dargestellt, haben aber auf einer anderen Ebene noch viel Verbesserungspotenzial.

Die drei Ebenen von Stressmanagement

STRESSELEMENT	EBENE DES STRESSMANAGEMENTS
Stressoren	Instrumentelle Stressbewältigung
Bewertung der Stressoren	Mentale Stressbewältigung
Stressreaktion	Regenerative Stressbewältigung

Manche Menschen sind auf ein oder zwei Ebenen ganz gut aufgestellt, haben aber auf einer anderen Ebene noch viel Verbesserungspotenzial. Welche Ebene deine besondere Aufmerksamkeit verdient, zeigt dir der folgende Test „Welcher Stresstyp bin ich?“. Im Anschluss erhältst du einige Ideen, wie du auf der jeweiligen Ebene vorgehen kannst – um deinem Stress zu begegnen und den Weg aus der inneren Unruhe zu ermöglichen.

LEITFRAGEN	STRATEGIEN
• Wie kann ich Zahl und Häufigkeit der stressauslösenden Reize reduzieren? • Wie kann ich den konkreten Stressoren effektiv begegnen?	Zeitmanagement, (Um-)Gestaltung der Rahmenbedingungen, Arbeits- und Lebenssituation reflektieren, Prioritätensetzung, Organisation
• Welche (unbewussten) Überzeugungen und Grundhaltungen verstärken meinen Stress? • Wie kann ich Stressoren angemessener bewerten? • Wie kann ich Anforderungen besser aushalten lernen? • Was sind realistische Ansprüche an mich selbst?	Innere Antreiber entdecken und entmachten, (unbewusste) Glaubenssätze aufspüren, Anspruch an sich selbst reflektieren, Perfektionismus infrage stellen
• Wie kann ich mich gründlich erholen? • Was tut meinem Körper gut? • Was kann ich genießen?	Pausen einplanen, echten Urlaub machen, erholsamen Schlaf anstreben, Hobbys, wohltuende Freundschaften, Selbstfürsorge, Genusstraining

„Welcher Stresstyp bin ich?"

Es gibt unterschiedliche Definitionen von Stresstypen und deshalb auch ganz unterschiedliche Tests, um sie zu bestimmen. Diesem Test liegen die drei vorgestellten Ebenen von erfolgreicher Stressbewältigung zugrunde. Der Test soll dir bei der Einschätzung helfen, auf welcher Ebene du die größte Veränderung erreichen kannst. In der Regel ist das die Art von Stressbewältigung, die du bislang am meisten vernachlässigt hast.

Anleitung:

Der Test umfasst neun Aussagen. Jeder Aussage teilst du eine Punktzahl zwischen 0 und 10 zu. Trifft eine Aussage gar nicht auf dich zu, gibst du ihr 0 Punkte. Trifft sie voll und ganz zu, bekommt sie 10 Punkte. Am Ende rechnest du die Punkte entsprechend der Auswertung zusammen.

Wenn ich gestresst bin ...

1 ... spanne ich mich innerlich an oder presse die Zähne zusammen.
2 ... fällt es mir schwer, wichtige und unwichtige Aufgaben zu unterscheiden, oder ich springe oft zwischen verschiedenen Aufgaben hin und her.
3 ... habe ich das Gefühl, dass ich nicht gut genug bin oder dass alle anderen bessere Leistungen bringen als ich.
4 ... esse und trinke ich mehr ungesunde Nahrungsmittel als sonst.
5 ... nehme ich mir keine Zeit für Bewegung und Entspannung.
6 ... übersehe ich E-Mails, komme zu spät zu Terminen und habe keine Übersicht.
7 ... würde ich am liebsten einfach laut schreien, losheulen oder weglaufen.
8 ... lande ich garantiert ein paar Tage oder Wochen später krank im Bett.
9 ... komme ich nicht damit klar, dass die Menschen um mich herum so viele unterschiedliche Dinge von mir wollen.

Auswertung:

- Gruppe 1: Fragen 2, 6, 9; instrumentelles Stressmanagement – der Chaot
- Gruppe 2: Fragen 1, 3, 7; mentales Stressmanagement – der Angespannte
- Gruppe 3: Fragen 4, 5, 8; regeneratives Stressmanagement – der Gesundheitsmuffel

Zähle für jede Gruppe die Punktzahl der drei Antworten zusammen. Das Ergebnis ist der Wert für die jeweilige Stressmanagementebene. Je höher der Wert ist, desto höher sind der Handlungsbedarf und die damit verbundene Chance auf dieser Ebene.

Je nachdem, welche Werte die einzelnen Ebenen ergeben haben, sind etwas unterschiedliche Schritte erforderlich, um den Dauerstress und damit auch die Dauernervosität hinter dir zu lassen.

Der „Chaot" und der „Angespannte" finden hier in Blickwinkel 1 vertiefende Erläuterungen zum instrumentellen und mentalen Stressmanagement. Der „Gesundheitsmuffel" kann sich auf Blickwinkel 4 freuen, denn dieser widmet sich Ruhe und Erholung und gibt Hilfestellung zur regenerativen Ebene. In Blickwinkel 3 über Bewegung finden sich ebenfalls einige Aspekte zum regenerativen Stressmanagement, da dieses auch erholsame und Spaß machende körperliche Aktivität umfasst.

Inspirieren lassen haben wir uns vom 15-Fragen-Test, den der Hamburger Endokrinologe Christoph Bamberger entwickelt und in seinem Buch „Stress Intelligenz" veröffentlicht hat. Mehrere Internetseiten stellen diesen Test kostenfrei zur Verfügung.

15-Fragen-Test von Christoph Bamberger:

Für weniger Stressoren sorgen

„Herr Koch, ich habe jetzt mal einen Zeitmanagementkurs belegt. Aber mehr Arbeit schaffe ich dadurch auch nicht. Eigentlich geht es ja beim Zeitmanagement nur darum zu entscheiden, welche Aufgaben man weglässt, oder?“ An dieser Frage eines leitenden Angestellten ist etwas dran. Zwar geht es im Zeitmanagement durchaus auch darum, *effizient* zu arbeiten, also ein gewünschtes Ergebnis schnell zu erreichen. Doch vermutlich ist die *Effektivität* für die meisten von uns noch wichtiger: Dabei geht es darum, die richtigen Dinge zu tun und andere zu lassen.

Priorisieren aus zwei Richtungen: die To-dos und die Not-to-dos

In diesem Buch lernst du einiges darüber, wie du einen klugen Umgang mit deinem autonomen Nervensystem für dein Selbst- und Energiemanagement nutzen kannst. Deshalb wollen wir an dieser Stelle einen Blick auf das klassische Zeitmanagement werfen. Wenn man sich verschiedene Methoden anschaut, kann man einen gemeinsamen Nenner feststellen: Eine große Menge an Aufgaben soll daraufhin geordnet werden, welche Aufgaben als Nächstes dran sind. Die einfachste Form davon lautet: Prüfe, welche Aufgabe jetzt gerade die wichtigste und dringendste ist, und konzentriere dich auf diese. Das ist die Priorisierung von oben.

Was darf liegen bleiben? – Lege eine Not-to-do-Liste an.

Die Teilnehmerinnen und Teilnehmer von Christians Kursen nehmen zusätzlich eine Priorisierung von unten vor. Was darf liegen bleiben? Diese Priorisierung von unten möchten wir dir ans Herz legen. In einer Zeit, in der wir selbst auf dem Klo noch neue Chatnachrichten empfangen, sollten wir uns von der Idee verabschieden, alle Aufgaben erledigen zu können. Unwichtige Aufgaben gehören deshalb gar nicht erst auf die To-do-Liste.

Übung: Liegen lassen lernen

Nimmt dir ein paar Minuten Zeit und finde für deinen Alltag Aufgaben, die liegen bleiben dürfen. Notiere sie auf einem Post-it oder richte eine Erinnerung in deinem Smartphone ein, um in der nächsten Zeit ganz bewusst das Liegenlassen zu trainieren. Wenn du noch einen Schritt weitergehen und die Menge deiner Stressoren reduzieren möchtest, beobachte deinen Alltag in den nächsten zwei Wochen mit besonderer Aufmerksamkeit. Schreib dir alles auf, was du tust, obwohl es dich nervt oder ärgert. Dann geh deine Sammlung Schritt für Schritt durch: Welche von diesen nervigen Aufgaben können auf einer Not-to-do-Liste landen? Not-to-dos sind Aufgaben, von denen du dich ein für alle Mal trennen möchtest. Zum Beispiel: „Ich mische mich nicht mehr in die Streitigkeiten von Kollegin Müller und Kollege Maier ein, das hat sowieso noch nie etwas gebracht" oder „Meine jugendlichen Kinder sind alt genug, ihre Wäsche selbst zu bügeln, falls sie Wert darauf legen" oder „Unzufriedene Kundinnen und Kunden rufe ich nicht mehr zurück. Erfahrungsgemäß kostet das nur Zeit und Nerven. Zukünftig bekommen sie eine vorbereitete Standardmail".

Was darf liegen bleiben? Wo darf ich Zeit sparen?

Diese Ideen von Teilnehmern aus Christians Antistresskursen können dich zusätzlich inspirieren:

- Spielzeug auf dem Wohnungsboden (darf liegen bleiben im doppelten Wortsinn)
- Alles, außer das Mittagessen!
- Mails immer sofort beantworten
- Für Feiern Mitbring-Buffet statt zwei Tage Vorbereitung
- Fahrgemeinschaften bilden
- Das zehnte Zusatzprojekt auf der Arbeit
- Abwarten, bis sich Freunde oder Verwandte von selbst melden
- Autowäsche
- Alle Forderungen von Lehrerinnen und Erziehern erfüllen
- Ideal loslassen und die Kinder zum Mittagessen im Kindergarten anmelden
- Handy auch am Sonntag kontrollieren

Christians Praxisblick: Tobias lässt los

Tobias ist verantwortlich für Jugendschutz und soziale Jugendprojekte, die Arbeit nimmt kein Ende. Zehn-Stunden-Tage sind eher die Regel als die Ausnahme, erst recht seit der längerfristigen Erkrankung seiner Kollegin Simone. „Wenn ich das nicht mache, bleibt es liegen. Das ist doch alles wichtig." Aus der Kurseinheit zum Zeitmanagement kann Tobias zwar einige Punkte für effektiveres Arbeiten mitnehmen, sieht sich aber dennoch weiterhin bei Zehn-Stunden-Tagen. „Ich möchte nicht so lange arbeiten. Was kann ich denn da noch machen?" Christian hebt hervor: „Durch effektives und effizientes Arbeiten kann man zwar mehr schaffen als vorher. Aber auch das hat Grenzen. Wenn du trotz aller Optimierung zwei Stunden länger brauchst als vertraglich vorgesehen, dann hast du zu viel Arbeit." „Und wenn mir das aber alles wichtig ist?" „Dann entscheidest du dich dafür, weiterhin zehn Stunden am Tag zu arbeiten." „Hm." Tobias denkt nach. Nein, das will er nicht. Er möchte das Gespräch mit seiner Vorgesetzten suchen und Kriterien für die tagtägliche Entscheidung finden, welche Arbeit getan wird und welche liegen bleibt.

Die Bewertung verändern

Manche Zeitgenossen schaffen es, trotz vieler Aufgaben und schlechter Nachrichten immer noch entspannt und ausgeglichen zu wirken. Sind die eigentlich nie im Stress? Doch, sind sie. Außerdem ist entspannt zu wirken nicht dasselbe wie entspannt zu sein.

Dennoch: Es gibt Unterschiede in der Stressresilienz der Menschen. Sie hängen mit körperlichen Faktoren und unserem allgemeinen Wohlbefinden zusammen. Wer gut schläft, gerät weniger leicht in Stress. Wer seit vielen Stunden nichts gegessen hat, reagiert schneller gereizt. Eine bedeutsame Rolle spielt aber auch die Psyche. Wir gehen davon aus, dass Dauernervosität und innere Unruhe meistens gemeinsam mit einer geringeren Stressresilienz auftreten. Wer beispielsweise übermäßig an den Nägeln kaut oder an der Haut knibbelt, reagiert auf Vorkommnisse oft mit stärkeren

Emotionen und braucht länger, um diese zu regulieren. Mehr dazu erfährst du in Blickwinkel 5.

Beim Umgang mit innerer Unruhe ist also mentales Stressmanagement ein wichtiger Faktor. Dazu gehören Fragen wie: Welche inneren Haltungen prägen meine Sicht auf die Welt und auf mich selbst? Welche unbewussten Glaubenssätze machen mir möglicherweise schon seit der Kindheit das Leben schwer? Was sind meine inneren Stressverstärker?

Die Psychologin Dr. Christina Gallinat macht darauf aufmerksam, dass bei BFRB-Betroffenen Perfektionismus vermutlich überdurchschnittlich stark ausgeprägt ist. BFRBs umfassen zum Beispiel Wangenbeißen oder Hautaufkratzen, insofern diese schwer ausgeprägt sind und die Lebensqualität beeinträchtigen.

BFRB ist die Abkürzung für „Body-focused repetitive behaviors", auf Deutsch „körperbezogene repetitive Verhaltensweisen".

Glaubenssätze und innere Antreiber

Wir alle besitzen tiefe Überzeugungen. Oftmals sind sie so tief in uns verwurzelt und so selbstverständlich für uns, dass wir uns ihrer nicht bewusst sind und wir sie nicht infrage stellen. Psychologen sprechen dann von unbewussten Glaubenssätzen. Manche davon sind durchaus hilfreich, andere erschweren uns das Leben erheblich. Die Veränderung solcher Glaubenssätze ist ein häufiger Ansatzpunkt von psychologischer Beratung und Therapie.

Beispiele für unbewusste Überzeugungen sind: „Wenn ich meine Wut zeige, bin ich nicht in Ordnung" oder „Wenn andere nicht mit meiner Leistung zufrieden sind, dann habe ich etwas falsch gemacht" oder „Ich darf mich erst ausruhen, wenn alles erledigt ist".

Innere Antreiber sind eine spezielle Art von inneren Glaubenssätzen. Sie verursachen Stress, indem sie uns vor große Aufgaben stellen. Die Idee der inneren Antreiber kommt aus der Transaktionsanalyse und ist unter Anhängern des neurolinguistischen Programmierens (NLP) besonders beliebt. Es sind diese fünf Ansprüche, die man unbedingt erfüllen möchte:

1. Sei stark!
2. Beeil dich!
3. Streng dich an!
4. Sei perfekt!
5. Mach es allen recht!

Selbsttest innere Antreiber:

Christian ist in seinem Ratgeber „Schluss mit Zähneknirschen“ ausführlich auf das Konzept der inneren Antreiber eingegangen. Einen Selbsttest findest du wahlweise dort oder unter www.ich-Stark.com/innere-antreiber.

Mit seinen persönlichen Hauptantreibern liegt Christian voll im Trend. Die höchsten Punktzahlen im Test erzielen bei ihm die Nummern 4 und 5: „Sei perfekt!“ und „Mach es allen recht!“ Die Kombination ist der Hammer. Einerseits will man es allen recht machen, also nicht „Nein“ sagen, alle Aufgaben annehmen, möglichst sogar vorausahnen, was andere vielleicht von einem wollen könnten. Andererseits will man all diese Aufgaben dann auch noch perfekt erledigen. Das kann nicht funktionieren.

In der persönlichen Weiterentwicklung geht es nicht darum, sich vollständig von diesen Antreibern zu trennen. Sie bringen nämlich Schwung und einige weitere wünschenswerte Aspekte mit sich. Ein gutes Ziel kann es aber sein, ihnen etwas von ihrer Macht zu nehmen und sie mit anderen Werten und Zielen in Einklang zu bringen. Christian möchte zum Beispiel weiterhin das Feingefühl für die Situation und Wünsche seiner Mitmenschen sowie den Antrieb zu guten Leistungen kultivieren. Aber er möchte sich von den Antreibern dahinter weniger bestimmen lassen und ihnen deshalb etwas Wind aus den Segeln nehmen.

Als ersten kleinen Schritt kannst du zum Ausgleich für deine Antreiber Erlaubersätze finden und in dein Denken integrieren: Ich darf für meine Anliegen eintreten. Ich darf fremde Anforderungen kritisch überprüfen. Ich darf Fehler im Arbeitsalltag als normal ansehen.

Perfektionismus und die Blasentechnik

Perfektionismus ist für Menschen mit Dauerunruhe häufig ein Thema. Daher möchten wir diesen inneren Antreiber exemplarisch herausgreifen und anhand der Sichtweise von Benita Feller näher beleuchten. Die Münchner Psychologin bezeichnet ihren Ansatz als „Blasentechnik". Ihm liegt die Idee zugrunde, dass jeder Mensch in seiner eigenen Welt, in seiner eigenen Blase lebt.

Perfektionismus ist ein häufiges Thema bei Menschen mit nervösen Angewohnheiten.

Im Alltag kann es hilfreich sein, sich diese Blasen vorzustellen. Deine Kollegin regt sich mal wieder übertrieben über dich auf. Frag dich einfach mal: „Was mag in ihrer Welt wohl gerade los sein?" Vielleicht gab es in ihrer Blase schon heute Morgen Stress und Streit. Jetzt ist sie immer noch schlecht drauf. Dass sie sich aufregt, liegt also gar nicht so sehr an dir, wie du im ersten Moment dachtest. Nein, das passiert in ihrer Blase. Christians Formel für dieses Phänomen lautet: „Dass sich jemand über mich aufregt, sagt mehr über ihn als über mich."

Christians Praxisblick: Nataljas Nachbar

Natalja kommt zu Christians Coaching, weil sie die Welt nicht mehr versteht. „Eigentlich dachten wir, dass wir zum Ehepaar Schuster ein nachbarschaftlich-freundschaftliches Verhältnis haben. Wir haben uns gegenseitig geholfen und immer wieder mal miteinander gequatscht. Dann hatte ich einen positiven Coronatest, zwei Tage, nachdem ich kurz bei den Schusters in der Wohnung war. Seitdem meinen sie, ich hätte sie absichtlich anstecken wollen. Dabei wusste ich zu dem Zeitpunkt doch noch gar nichts von meiner Infektion. Alle Gespräche helfen nicht. Sie sprechen im ganzen Viertel schlecht über uns."

Natalja und ihren Partner bringt die Situation um den Schlaf. Sie haben keine Erklärung für das Verhalten der Schusters und fragen sich, was sie falsch machen. Gar nichts, stellt sich im Lauf des Coachings heraus. Die Schusters leben in ihrer eigenen Welt, in ihrer eigenen Blase. Natalja hilft diese Vorstellung dabei, loszulassen. Vermutlich kann sie sich auf den Kopf stellen, in der Welt der Schusters wird sie immer die rücksichtslose Nachbarin bleiben. Diese Erkenntnis hilft Natalja, sich innerlich zu distanzieren und wieder gut zu schlafen.

Was all das mit Perfektionismus zu tun hat? Bei Perfektionismus geht es um Ansprüche. Auf den ersten Blick steht der Anspruch an sich selbst im Vordergrund. Schaut man näher hin, fällt aber auf: Der Anspruch, den ich an mich selbst habe, ist nicht selten der Anspruch von anderen an mich, den ich verinnerlicht habe. Und nicht immer habe ich eine zutreffende Vorstellung davon, was andere von mir erwarten.

Übung zur Blasentechnik

Wir gehen davon aus, dass Perfektionismus nicht selten gemeinsam mit innerer Unruhe auftritt und diese verstärkt. Falls auch du zur 120-prozentigen Erfüllung deiner Aufgaben neigst, kann dir eine Analyse guttun. Welche Ansprüche hast du an dich selbst? Welche Ansprüche haben nach deiner Vermutung andere an dich? Diese Übung kann dir dabei helfen.

Zeichne auf einem großen Blatt Papier in die Mitte eine große Blase für dich und drumherum Blasen für deine Familienangehörigen, Kolleginnen und Nachbarn. Alternativ kannst du direkt die Vorlage auf der gegenüberliegen Seite nutzen.

In der mittleren Blase notierst du deine eigenen Ansprüche an dich – alle, die dir einfallen. In die Blasen deiner Mitmenschen schreibst du deren Ansprüche an dich – ausgesprochene, unausgesprochene, vermutete.

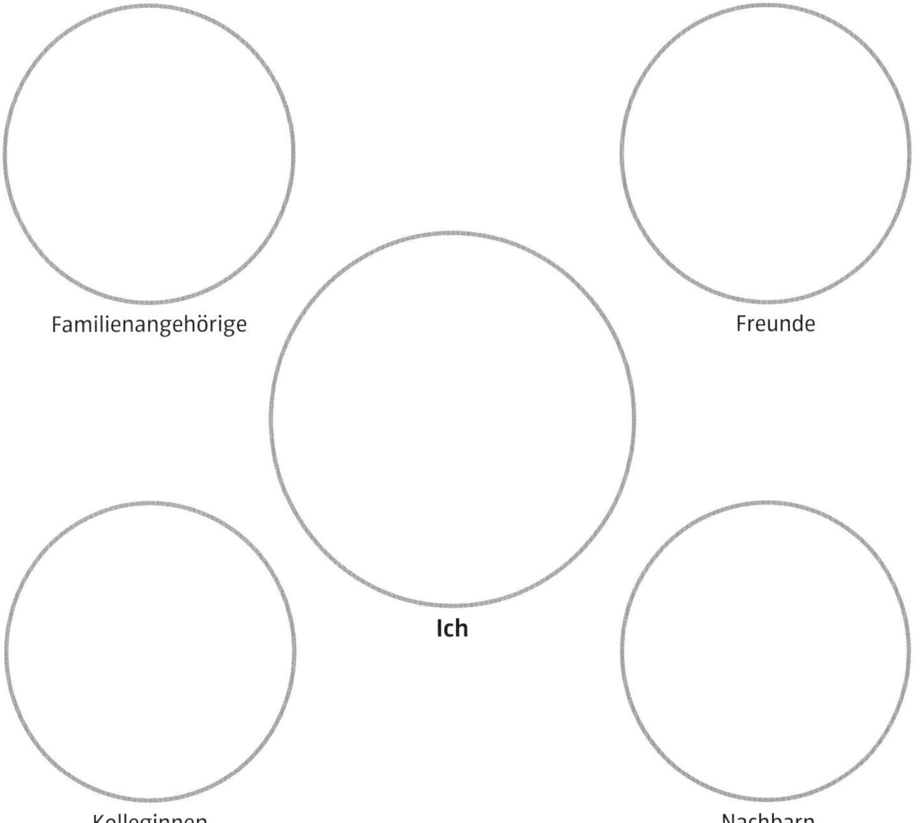

Nimm dir etwas Zeit und lies in Ruhe durch, was du aufgeschrieben hast. Nun bewerte diese Ansprüche: Welche sind dir besonders wichtig? Welche möchtest du für dich innerlich als unberechtigt zurückweisen? Das ist nicht egoistisch, sondern lediglich das Ende deiner automatisierten Erfüllung fremder Forderungen.

In Zukunft kannst du freier und zufriedener entscheiden, welche Ansprüche du erfüllen möchtest. Das ist mentale Stressprävention.

Blickwinkel 1: Das Wichtigste in Kürze

- Stress und innere Unruhe sind nicht das Gleiche. Dauerstress erschwert den Weg aus der Dauernervosität aber erheblich. Wirksames Stressmanagement macht dir den Weg in die innere Balance daher leichter.
- Stress besteht aus drei Elementen: Stressor, Bewertung des Stressors und Stressreaktion. Eine Differenzierung zwischen diesen drei Elementen kann dir helfen, typische Stresssituationen aus deinem Alltag zukünftig entspannter anzugehen.
- Du bewertest sowohl einen äußeren Reiz – handelt es sich um einen potenziell bedrohlichen Stressor? – als auch deine Bewältigungskompetenz. Von deiner Bewertung hängen das Eintreten einer Stressreaktion und deren Intensität ab.
- Instrumentelle Stressprävention setzt bei Rahmenbedingungen und Stressoren an, mentale bei inneren Haltungen und Glaubenssätzen und regenerative bei der Erholung nach dem Stress. Zur regenerativen Ebene erhältst du Anregungen in den Blickwinkeln 3 und 4.
- Die beste Organisation und das beste Zeitmanagement können dir nicht ermöglichen, unendlich viele Aufgaben zu erledigen. In einer Lebenssituation mit sehr vielen wichtigen Aufgaben darfst du entscheiden, welche davon liegen bleiben. Du darfst dich alternativ entscheiden, sie alle erfüllen zu wollen, entscheidest dich damit allerdings auch für viel Stress.
- Den stressverstärkenden inneren Antreibern kannst du nicht nur durch Persönlichkeitsentwicklung und psychologische Beratung begegnen, sondern auch durch geeignete Erlaubersätze. Jeder Mensch lebt in seiner eigenen Welt. Wenn du dir das bewusst machst, verlieren fremde Forderungen und Urteile an Macht und setzen dich weniger unter Druck.

Der Umgang mit Perfektionismus und emotionaler Anspannung ist bei Dauernervosität besonders wichtig.

- Der Umgang mit Perfektionismus und emotionaler Anspannung gehört zum mentalen Stressmanagement und ist bei Dauernervosität besonders wichtig. Ein Hinweis darauf ist, dass emotionale Anspannung und Perfektionismus bei Betroffenen von BFRBs besonders häufig auftreten. BFRBs sind übermäßig ausgeführte körperbezogene Verhaltensweisen wie starkes Nägelkauen oder Hautkratzen. Mehr dazu erfährst du in Blickwinkel 5.

Blickwinkel 2: Mit Erkenntnissen aus der Hirnforschung zu mehr Balance

Im ersten Blickwinkel hast du bereits viel zum Thema Stress und Stressmanagement erfahren. Erinnerst du dich noch daran, was bei einer Stressreaktion in deinem Körper passiert? Es wird unter anderem Adrenalin ausgeschüttet, dein Blutdruck schnellt in die Höhe, dein Herzschlag beschleunigt sich und deine Atmung wird flacher. Möglicherweise fängst du zusätzlich an zu schwitzen, dir wird leicht übel oder du beginnst zu zittern.

Diese Art von Reaktionen wollen wir in diesem Kapitel genauer betrachten. Sie spielen nicht nur bei Stress, sondern auch bei allen anderen Arten der „Aktivierung" eine Rolle, wie bei Dauernervosität, innerer Unruhe und Anspannung. All diese Phänomene gehen mit charakteristischen körperlichen Reaktionen einher.

Wir kennen das alle, doch hast du dir schon einmal überlegt, warum dein Körper ausgerechnet so reagiert und wie diese Reaktion zustande kommt? Eine ganz entscheidende Schaltstelle bei all diesen Vorgängen ist dein Gehirn. Von deinem Gehirn aus ergeht das Signal an deinen Körper, je nach Reiz bestimmte Prozesse in Gang zu setzen. Diese Befehlskette läuft größtenteils unwillkürlich, d. h. ohne dein Zutun, und in kürzester Zeit ab. Viele dieser automatisch ablaufenden Reaktionen dienten ursprünglich dazu, dich zu schützen, etwa indem sie dich physiologisch in die Lage versetzten, angemessen auf eine Herausforderung zu reagieren, also zu kämpfen oder zu fliehen.

Bei anhaltender und starker Belastung kann sich die Stressreaktion verselbstständigen. Die Entspannung bleibt aus, Unruhe und Dauernervosität sind die Folge.

Diese evolutionär betrachtet überlebenswichtige Funktion kann dir in deiner heutigen Lebenswelt jedoch in die Quere kommen. Vor allem dann, wenn du unter lang anhaltendem Druck und starker Belastung stehst, verselbstständigen sich diese Prozesse mitunter. Dein System beginnt dann, die Befehlskette auch bei Reizen in Gang zu setzen, die objektiv betrachtet keine Bedrohung darstellen und somit keine derart intensive Reaktion erfordern. Mit anderen Worten, dein Körper wird „grundlos" in den Alarmzustand versetzt, kann dieses Potenzial jedoch nicht ausagieren. Die Folge: Die Energie staut sich auf. Das zeigt sich langfristig durch Phänomene wie Anspannung und Nervosität.

Ebenso häufig lässt sich beobachten, dass Reaktionen viel heftiger ausfallen, als es eigentlich notwendig wäre. Du spürst beispielsweise eine starke körperliche Aktivierung, nur weil das Telefon klingelt oder das E-Mail-Symbol aufpoppt. Dein Körper reagiert, als ob er sich in einer Bedrohungssituation befände, der er nur mit Kampf oder Flucht entgehen kann. Das zeigt sich in unangenehmen Symptomen wie Herzklopfen, verstärktem Schwitzen, zittrigen Händen, einem Schwächegefühl in den Beinen oder Verspannungen und Schmerz im Schulter- und Nackenbereich. Tritt diese Art der Überreaktion mehrfach an einem Tag auf, trägt das dazu bei, bereits vorhandene Unruhe und Spannung zu verstärken und aufrechtzuerhalten.

Das Zusammenspiel von Psyche und Körper

Wie lässt sich damit umgehen und was kannst du tun, um dein Gesamtsystem wieder mehr in Richtung Balance zu bringen? An dieser Stelle fängt es an, spannend zu werden! Es stellt sich zunächst die Frage, wo die eigentliche Ursache liegt. Wird die Empfindung durch eine körperliche Ursache ausgelöst? Oder ist es umgekehrt dein Gehirn, das bestimmte Befehle an den Körper aussendet und somit die unangenehme Empfindung verursacht?

Die Antwort auf diese Frage lautet: beides! Hirnforscher wie der Wissenschaftler Antonio Damasio, der sich intensiv mit den Zusammenhängen zwischen Emotionen, Körperwahrnehmung und Abläufen im Gehirn auseinandersetzt, betonen, dass der Prozess in beide Richtungen verläuft. Die parallelen Informationsflüsse verlaufen von deinem Gehirn zu deinem Körper sowie in umgekehrter Richtung von deinem Körper zu deinem Gehirn. Man spricht hier von afferenten und efferenten Signalen. Aufgrund dieses Informationsaustauschs in beide Richtungen ist es häufig so schwer zu sagen, wo ein Symptom seinen Ursprung hatte, ob im Gehirn oder in einer körperlichen Wahrnehmung. Willst du wieder zu deiner Balance finden, musst du daher an beiden Ebenen ansetzen, der körperlichen wie der mentalen. Ein erster Schritt in Richtung Selbstregulierung ist ein tieferes Verständnis davon, was in deinem Körper vor sich geht und wie Psyche und Physis miteinander interagieren.

Empfindungen werden durch eine körperliche Ursache ausgelöst – und umgekehrt.

Dieses Wissen ist übrigens grundsätzlich hilfreich, denn das enge Zusammenspiel von Körper und Gehirn findet in jedem Moment statt, nicht nur bei Belastungen, Anspannung und Nervosität! Allerdings nimmst du es in der Regel bei unangenehmen Zuständen weitaus deutlicher wahr. Empfindungen wie Schmerz, Anspannung, Unruhe, Beklemmung und Nervosität treten stärker in den Vordergrund als die Körperwahrnehmungen, die sich einstellen, wenn du dich ausgeglichen, präsent und entspannt fühlst.

Sabines Praxisblick: „Unerklärbare" Stimmungsschwankungen

In der Arbeit mit einem Klienten trat immer wieder das Phänomen auf, dass sich seine Stimmung aus scheinbar unerfindlichen Gründen veränderte. Besonders dann, wenn gerade eigentlich alles angenehm und gut war – beispielsweise im Urlaub am Strand oder an einem sonnigen Tag im eigenen Garten – und er endlich einmal genießen und loslassen könnte. Doch dann kam wiederholt, scheinbar völlig aus dem Nichts, eine plötzliche Gefühlsschwankung, die seine gute Laune komplett zerstörte.

Für ihn selbst war diese Erfahrung sehr belastend. Einerseits bekam er von seinem Umfeld oft zu hören, er solle sich doch endlich einmal entspannen und den anderen nicht jedes Mal die gute Stimmung verderben. Andererseits machte er sich selbst zunehmend Vorwürfe ob seiner „Undankbarkeit" und Unfähigkeit, schöne Dinge zu genießen. Verstärkt wurden diese Selbstvorwürfe dadurch, dass er sich selbst nicht erklären konnte, woher sein Stimmungsschwankungen rührten und weshalb sie sogar dann auftraten, wenn er sich auf rationaler Ebene mit allen Kräften dagegen wehrte und sich ja eigentlich gut fühlen wollte.

Schließlich fanden wir die Erklärung. Es handelte sich um Trigger aus dem Körperinneren. Jedes Mal, wenn er in seinem Körper bestimmte Bewegungen oder Empfindungen wahrnahm, löste die Wahrnehmung in seinem Gehirn ein Alarmsignal aus und er fühlte sich bedroht. Bei diesem Klienten war vor allem der Bauchbereich betroffen. Ganz alltägliche Empfindungen wie ein Grummeln im Bauch bei Hunger oder kleine Bewegungen im Darm nach dem Essen reichten mitunter aus, um eine Triggersituation auszulösen und dem Gehirn Bedrohung zu signalisieren.

Dieses Gefühl der Bedrohung wirkte sich zwangsläufig auf seine Stimmung aus, Genießen war dann unmöglich. Im Fall dieses Klienten führte die Erkenntnis über diese Zusammenhänge zur Lösung. Als er in der Lage war, seine Reaktionen einzuordnen, wurde er nicht mehr von ihnen überrumpelt. Zudem begannen wir, an Grounding- und

Coping-Strategien zu arbeiten. Diese ermöglichten es ihm schrittweise, Wahrnehmungen in den „kritischen" Körperregionen nicht nur auszuhalten, sondern ab einem gewissen Punkt wieder als natürliches Phänomen zu betrachten. So lösten sie schließlich in seinem Gehirn kein Gefühl der Bedrohung aus und seine Stimmung stabilisierte sich deutlich.

Wissenschafts-Exkurs: Die Somatic-Marker-Hypothese

(engl. somatic = somatisch, körperlich; engl. marker = Markierung)
Die Somatic-Marker-Hypothese wurde von dem portugiesischen Neurowissenschaftler António Damásio formuliert, einem bedeutenden Vertreter der modernen neurowissenschaftlichen Emotionsforschung. Damásio hebt vor allem die Bedeutung der peripherphysiologischen bzw. somatischen Reaktionen auf emotional relevante Reize hervor. Er geht davon aus, dass vor allem die Aktivierung jener Gehirnareale für das emotionale Erleben wichtig sind, die mit der Repräsentation somatischer Prozesse zu tun haben. Die Aktivierung der Repräsentationen charakteristischer körperlicher Reaktionen sind damit Marker bestimmter Emotionen und den damit assoziierten Handlungs- bzw. Entscheidungsoptionen.

Mehr als „gut" und „schlecht": Wahrnehmungen beschreiben

Wie leicht oder schwer fällt es dir, zu beschreiben, was du gerade wahrnimmst und wie sich das für dich anfühlt? Du fühlst dich gut? Wie genau fühlt sich dieses „gut" in deinem Körper an, angefangen von den Muskeln bis hin zu der wahrgenommenen Temperatur oder einem Gefühl der Weite oder Enge? Vielleicht stellst du fest, dass es mitunter ziemlich schwierig ist, deine Wahrnehmungen genauer zu beschreiben.

Möglicherweise gehen dir insbesondere bei den angenehmen Zuständen schnell die Ideen für konkrete Bezeichnungen aus. Das geht vielen so. Wie sich angenehme Empfindungen anfühlen, wissen wir vielleicht noch, doch wie lassen sie sich beschreiben? Vor

Wenn wir Empfindungen konkret benennen können, fällt es uns leichter, sie wahrzunehmen.

allem dann, wenn wir sie konkreter als mit „Na, gut halt“, „Voll super“ oder „Richtig gechillt“ benennen wollen? Hier sind die alternativen Formulierungen schnell ausgeschöpft. Allerdings fällt es uns weitaus leichter, Dinge differenziert wahrzunehmen, wenn wir sie auch konkret benennen können. Das erlaubt dir, selbst kleine Veränderungen – gerade auch hin zum Guten – wahrzunehmen, die du sonst vielleicht übersehen hättest.

Wenn du möchtest, kannst du daher in Zukunft versuchen, deine Empfindungen und Wahrnehmungen so detailliert wie möglich zu beschreiben, gerade in den angenehmen Momenten. So erweiterst du schrittweise dein Emotions- und Wahrnehmungsvokabular und schärfst deine Beobachtungsfähigkeit. Welche Bilder, Adjektive oder Formulierungen du dabei wählst, kannst du völlig frei entscheiden, sie müssen nur für dich stimmig sein. „Angenehm“ kann zum Beispiel bedeuten, dass es dir warm ums Herz wird und du ein Gefühl der Weite spürst, dass vor Freude kleine Blubberblasen in deinem Bauch aufsteigen oder dass sich deine Muskeln so weich, entspannt und leicht anfühlen, als ob du in warmem Wasser schwebst.

Diese Übung hilft dir außerdem, Durststrecken zu überwinden, gerade wenn du sie regelmäßig praktizierst. Am Anfang sind Veränderungen jedoch oft klein und gehen fast unmerklich vonstatten. Wirf dann einen Blick darauf, wie dein Emotionsvokabular schon nach kurzer Zeit umfangreicher wird. Vielleicht wirst du feststellen, dass sich schon viel mehr getan hat, als du gerade denkst!

Warum Unangenehmes stärker im Gedächtnis bleibt

Doch woran liegt es, dass uns bei den angenehmen Zuständen so schnell die Worte ausgehen und dir das Negative vielleicht sogar oft stärker im Gedächtnis bleibt als die positiven Erfahrungen? An dieser Stelle möchten wir genauer einhaken. Wenn du möchtest, mache folgende kleine Übung: Nimm ein Blatt Papier zur Hand und unterteile es in zwei Spalten. Nun gehe gedanklich deine letzte Woche durch und mache für jede Erinnerung, die dir in den Sinn kommt, eine kurze Notiz oder einen Strich. In eine Spalte kommen die angenehmen, in die zweite Spalte die unangenehmen Erfahrungen. Welche Liste ist länger?

Wenn die unangenehmen Erfahrungen überwiegen, kann das daran liegen, dass du schlichtweg eine harte Woche hattest. Vielleicht sind sie dir aber auch einfach nur stärker im Gedächtnis geblieben. Dabei handelt es sich um ein bekanntes Phänomen. Tatsächlich lässt sich inzwischen wissenschaftlich belegen, dass uns negative Begebenheiten stärker im Gedächtnis bleiben als positive. Die Wissenschaft beschreibt diesen Effekt als das Negativitätsbias („Negativity Bias") deines Gehirns.

Unangenehme Erfahrungen bleiben uns stärker im Gedächtnis.

Worum genau geht es dabei? Das Negativitätsbias ist eine spezifische Eigenschaft deines Gehirns, die dazu führt, dass negative Erlebnisse und Erfahrungen einen stärkeren Eindruck hinterlassen als positive. Evolutionär betrachtet war dies von Vorteil. Stelle dir vor, unsere Vorfahren wären in erster Linie damit beschäftigt gewesen, sich der schönen Dinge zu erfreuen und die angenehmen Momente zu genießen. Sie hätten Gefahren und Bedrohungen erst viel zu spät bemerkt! Ein Fokus auf Risiken und Bedrohungen – sowie die Erinnerung daran, um sie künftig zu vermeiden – trägt dazu bei, unser Überleben zu sichern. So betrachtet ist diese Ausrichtung deines Gehirns sinnvoll.

In unserer heutigen Welt kann dir das Negativitätsbias allerdings in die Quere kommen. Das ist etwa dann der Fall, wenn du beginnst, das „beidäugige Sehen" zu verlernen. Mit „beidäugigem Sehen" meinen wir die Fähigkeit, alle Facetten einer Situation wahrzunehmen, die guten wie die schlechten. Diese Fähigkeit geht uns unter Druck leicht verloren. Dann nimmst du nur noch das Belastende, Schmerzvolle und Beängstigende wahr und gewinnst den Eindruck, dich in einem Abwärtsstrudel oder einer ausweglosen Situation zu befinden, die kein Ende findet.

Sabines Praxistipp: Glimmers and Glows

Eine meiner Lieblingsübungen, die ich schon mit vielen Ausbildungsgruppen und Klienten durchgeführt habe, ist die Übung „Glimmers und Glows". Diese Idee stammt von Deb Dana, einer US-amerikanischen Psychotherapeutin und Buchautorin. Ihr ist bewusst, dass wir in fordernden und schwierigen Zeiten meist nur sehr wenige wirklich großartige und positive Erfahrungen machen. Entsprechend niedergeschlagen und bedrückt fühlen wir uns. Um wieder zurück zum beidäugigen Sehen zu finden, schlägt Dana vor, über den Tag verteilt einige Glimmers, also einzelne kleine Lichtpunkte zu sammeln.

Das kann ein Sonnenstrahl sein, der sich in einem Tautropfen bricht, ein Lächeln von jemandem, der dir auf der Straße begegnet, ein Moment der Ruhe mit einer Tasse Kaffee oder Tee in der Hand. Hier geht es um die kleinen Alltagsmomente, die uns in irgendeiner Form allen begegnen und über die wir so oft achtlos hinweggehen.

Probiere es einfach mal aus. Nimm dir künftig 30 Sekunden Zeit, wenn du einen Glimmer entdeckst, und registriere ihn bewusst. Speichere ihn also gedanklich ab und spüre gleichzeitig kurz in deinen Körper hinein, welche Empfindungen sich einstellen. 30 Sekunden reichen dabei vollkommen aus, es geht wirklich nur um eine Momentaufnahme. Über den Tag verteilt sammelst du so kleine Lichtmomente, aus denen, Teilchen für Teilchen, bis zum Abend ein Glow, ein sanftes Leuchten entsteht.

Diese Übung kannst du auch zusammen mit deinem Partner oder einer Freundin durchführen, zum Beispiel indem ihr eure Glimmer-Momente fotografiert und euch über den Tag verteilt oder gebündelt am Abend schickt.

Die Strukturen deines Gehirns beeinflussen dein Denken und deine Wahrnehmung

Das magische Verhältnis von positiven und negativen Erfahrungen ist 5:1. Das Entscheidende ist, dass deutlich mehr kleine positive Erfahrungen die negativen aufwiegen. Große positive Erfahrungen wie eine Geburtstagsparty sind nett, sie hinterlassen in unserem Gehirn allerdings keinen ausreichenden Eindruck, um die Tendenz zur Negativität auszugleichen. Hingegen richten häufige kleine positive Erfahrungen die Waagschale so aus, dass wir Glück und Zufriedenheit empfinden.

Wege der Selbstregulation

Du hast nun einiges über die Wechselwirkungen zwischen deiner Wahrnehmung und deinen Empfindungen erfahren. Gerade wenn es darum geht, aus einer Negativspirale auszubrechen und die Möglichkeiten der Selbstregulation über das autonome Nervensystem auszuschöpfen, ist dieses Wissen enorm hilfreich. Um genau diese Wege der Selbstregulation wird es jetzt gehen.

Beginnen wir mit einigen zentralen Punkten zur Interaktion von Gehirn und Körper:

- In deinem Körper laufen viele Prozesse autonom ab. Das bedeutet, du kannst sie nicht oder nur zu sehr begrenzt steuern. Diese Prozesse beeinflussen maßgeblich, wie du dich fühlst – und zwar mental wie physisch. Zudem beeinflussen sie sich gegenseitig. Eine heftige Stressreaktion deines Körpers verstärkt den Stress in deinem Kopf und umgekehrt.
- Die Struktur deines Gehirns hat einen entscheidenden Einfluss auf deine Wahrnehmung, dein Erleben, Denken und Fühlen. Das bedeutet allerdings nicht, dass du deiner Biologie vollkommen ohnmächtig ausgeliefert bist! Kannst du Abläufe entsprechend deuten und einordnen, bieten sich viele Möglichkeiten der Selbstregulation und „Neuprogrammierung“.

Mentale und physische Prozesse sind eng miteinander verknüpft. Um Veränderungen zu erreichen, sollten wir beide Dimensionen im Blick haben.

- Körperliche und geistige Reaktionen lassen sich nicht klar voneinander trennen. Bei so gut wie allen Reaktionen handelt es sich um ein Wechselspiel, bei dem ein Bereich den anderen verstärkt, abschwächt oder eine Reaktion aufrechterhält. Die Suche nach Ursache und Wirkung ist deshalb oft müßig – idealerweise setzt du auf Maßnahmen, die beide Dimensionen im Blick haben, den Körper wie den Geist!

Sabines Praxisblick: Psychosomatische Beschwerden

Ein wichtiger Teilbereich innerhalb der Interaktion von Psyche und Physis sind die sogenannten psychosomatischen Beschwerden. Sie bestehen aus genau dieser Mischung psychischer und physischer Symptome. Wie kommt dieses Zusammenspiel zustande und welcher Bereich in deinem Körper ist federführend dafür verantwortlich? Eine häufige Antwort lautet: das Gehirn. Damit lägst du bereits ziemlich richtig, allerdings ist dieser Ansatz noch etwas zu kurz gegriffen. Dieser Punkt ist mir sehr wichtig.

In meinen Gesprächen und Coaching-Einheiten erlebe ich immer wieder, dass psychosomatische Beschwerden auf die Vorgänge im Gehirn reduziert werden – ganz gleich, ob es sich dabei um Schmerzen, wiederkehrende Magenbeschwerden, Unruhe oder Beklemmungszustände handelt. Das Fazit scheint oft zu sein: „Das entsteht ja alles nur im Kopf." Diese Sichtweise hat zur Folge, dass die Lösung des Problems ebenso ausschließlich im Gehirn gesucht wird.

Viele meiner Klienten haben eine Reihe vergeblicher Versuche hinter sich, über rein kognitive Maßnahmen ihren Körper wieder unter Kontrolle zu bringen. Diese Versuche sind schon deshalb zum Scheitern verurteilt, weil bei psychosomatischen Beschwerden – wie übrigens auch bei Unruhe und Nervosität – eben nicht nur das Gehirn beteiligt ist und sich die Lösung deshalb nicht nur auf diesen Teilbereich konzentrieren sollte.

Zielführender ist es deshalb, auf eine Kombination von Maßnahmen zu setzen oder solche Methoden zu wählen, die beispielsweise einen körperorientierten Ansatz nutzen und damit automatisch mehrere Ebenen gleichzeitig ansprechen. Gerade der Körper und die Körperwahrnehmung bzw. das Körperempfinden bleiben leider nach wie vor oft außen vor, wenn es um Therapieansätze und Behandlungsmethoden geht. Aus meiner Erfahrung lässt sich Balance im und mit dem Körper jedoch nur finden, wenn du ihn in die „Arbeit" einbeziehst, wenn neben Wissensvermittlung und rationalen Ansätzen auch Spüren, Wahrnehmen und Fühlen eine Rolle spielen.

Schaltzentrale Nervensystem

Kommen wir nun zu der Schaltstelle deines Körpers, die für die beschriebenen Vorgänge verantwortlich ist. Woran denkst du als Erstes, wenn du den Begriff „Nervensystem" hörst? Wo würdest du es lokalisieren? Vielleicht kommt dir zunächst dein Gehirn in den Sinn. Dieses stellt einen ganz erheblichen Teil deines Nervensystems dar – allerdings nicht den einzigen. Vom Gehirn, deinem **zentralen Nervensystem** aus, muss zur Aufrechterhaltung aller Funktionen eine Weiterleitung in die einzelnen Körperregionen erfolgen. Das übernimmt das **periphere Nervensystem**. Grundlage für das störungsfreie Zusammenspiel zwischen „Zentrale" und „Außenstellen" ist eine solide Kommunikationsstruktur.

Diese kannst du dir bildlich so vorstellen: Dein zentrales Nervensystem umfasst neben deinem Gehirn auch dein Rückenmark. Diese beiden Bereiche bilden das Kernstück der Steuerungseinheit. Dem gegenüber steht die „Verkabelung", dein peripheres Nervensystem. Das periphere Nervensystem stellt die Kommunikation zwischen der Steuerungseinheit und den im restlichen Körper liegenden Organen sicher. Das zentrale und das periphere Nervensystem stehen über elektrische Signale, die über Nervenbündel (= Nervi) weitergeleitet werden, im ständigen Kontakt.

Schematisch dargestellt ergibt sich folgender Bauplan:

Schaltzentralen peripheres und zentrales Nervensystem

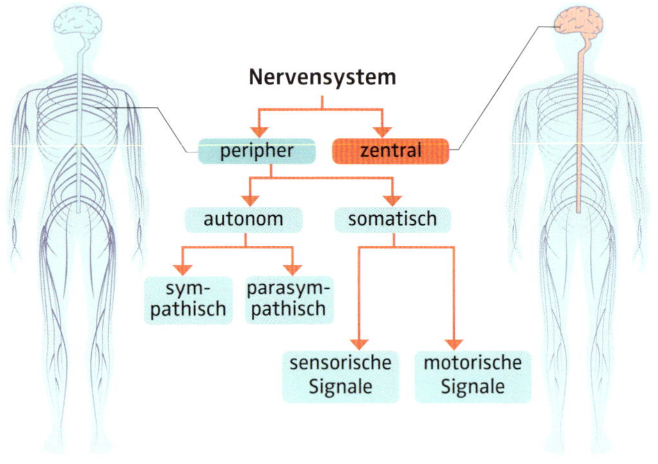

Damit hast du die beiden grundlegenden Einheiten deines Nervensystems kennengelernt. Dabei haben wir sie zunächst anhand der topografischen Einteilung beschrieben, also nach ihrer Lage im Körper.

Die beiden Funktionsbereiche des Nervensystems

Die topografische Einteilung des Nervensystems ist jedoch nur eine mögliche Betrachtungsweise. Für unsere Zwecke mindestens ebenso spannend ist es, die Funktionen der einzelnen Bereiche zu betrachten. So kommen wir vereinfacht dargestellt zu folgender Unterteilung.

- somatisches Nervensystem (auch: animalisches Nerven-
- system)
- autonomes Nervensystem (auch: vegetatives oder viszerales Nervensystem)

Wie kannst du dir die Funktion dieser beiden Teilsysteme vorstellen?

Das **somatische Nervensystem** steuert vor allem die bewusst ablaufenden Vorgänge in deinem Körper. Dazu gehören zum Beispiel die Wahrnehmung von Sinneseindrücken und alle Aktionen, die du willkürlich, das heißt willentlich, über deine Skelettmuskulatur ausführst. Die Tätigkeit des somatischen Nervensystems kannst du täglich in Aktion beobachten. Das beginnt etwa damit, wenn du morgens den ersten Schluck Kaffee nimmst: Du registrierst über deinen Sehsinn ein Objekt, identifizierst es als „Tasse" und streckst anschließend willentlich den Arm aus, um die Tasse zu greifen und zum Mund zu führen. Zum Schluss gibst du den Befehl „schlucken". Beim somatischen Nervensystem geht es also vorrangig um willkürliche Aktivitäten und Aktionen. Das ist übrigens auch dann der Fall, wenn du zu denjenigen gehörst, die früh am Morgen noch auf Autopiloten funktionieren!

Das somatische Nervensystem steuert vor allem die bewusst ablaufenden Vorgänge im Körper.

Diesem überwiegend bewusst gesteuerten Teil des Nervensystems steht dein **autonomes (= vegetatives) Nervensystem** gegenüber. Es agiert, wie sein Name besagt, größtenteils unabhängig. Das bedeutet, du kannst nur in einem sehr begrenzten Rahmen Einfluss auf seine Prozesse nehmen. Das ist allerdings gut so! Denn die Aufgabenbereiche deines autonomen Nervensystems umfassen unter anderem die Steuerung deiner Vitalfunktionen. Müsstest du permanent Herzfrequenz, Blutdruck, Körpertemperatur und Hormonausschüttung gezielt selbst regeln, bräche vermutlich in kürzester Zeit Chaos aus. Das autonome Nervensystem versorgt deine Körperorgane. Nahezu alle Gewebe des Körpers sind von einem Geflecht feinster Nervenfasern dieses autonomen Nervengeflechts durchsetzt.

Auf das autonome Nervensystem können wir nur begrenzt Einfluss nehmen.

Als Schalt- und Steuerzentrale übernimmt dein autonomes Nervensystem den Großteil dieser Vorgänge für dich. Dabei kann es bremsend wie aktivierend wirken. Deshalb erfolgt in der Regel eine weitere Unterteilung in:

- sympathisches Nervensystem (Sympathikus)
- parasympathisches Nervensystem (Parasympathikus)
- enterisches Nervensystem (ENS)

Das Bauchgehirn: Standleitung zum Kopfgehirn

Das enterische Nervensystem durchzieht den kompletten Verdauungstrakt.

Das **enterische Nervensystem** wird auch als „second brain“ oder „abdominal brain“, also als „zweites Gehirn“ oder „Bauchgehirn“ bezeichnet. Es durchzieht deinen kompletten Verdauungstrakt. Spätestens jetzt wird dir vermutlich klar, warum dir Sorgen ein schlechtes Bauchgefühl bescheren, Ärger dir den Appetit verschlägt oder dir ein Streit schwer im Magen liegt.

Situationen, die dich emotional bewegen, spiegeln sich häufig in den Wahrnehmungen in deiner Bauchgegend wider. So kann allein der Gedanke an einen Vortrag oder ein schwieriges Gespräch ein Ziehen in der Magengegend verursachen oder du hast das Gefühl, dass sich alles in dir zusammenkrampft. Umgekehrt sorgt die Aussicht auf ein Date oder ein Wiedersehen mit der geliebten Person für die berühmten Schmetterlinge im Bauch. Diese Empfindungen werden direkt an dein Gehirn zurückgemeldet. Hier tragen sie dazu bei, die Emotion aufrechtzuerhalten oder zu verstärken und deine Stimmung so in die eine oder andere Richtung zu beeinflussen.

Sympathikus und Parasympathikus: Bremse und Gaspedal

Auf dem Weg in die innere Ruhe hilft es, wenn die Aktivierung des Sympathikus und des Parasympathikus ausgeglichen ist.

Für unsere Zwecke wollen wir uns auf die ersten beiden Teilsysteme, den Sympathikus und den Parasympathikus, konzentrieren. Die zwei werden in der Literatur oft als Gegenspieler bezeichnet, sind bei genauerer Betrachtung jedoch eigentlich Teamplayer – zumindest im Idealfall! Denn echte Balance ist nur dann möglich, wenn beide ihrer Funktion gerecht werden, ohne in die eine oder die andere Richtung auszuschlagen. Das kannst du dir vorstellen wie bei einer Waage. Sind beide Waagschalen gleichmäßig belastet, entsteht eine stabile Balance. Befindet sich in einer Waagschale mehr Gewicht, bringt das die Balance zum Kippen. Dabei gilt: Je stärker der Gewichtsunterschied, desto größer die Dysbalance!

Bei der Funktionsweise deiner Organe verhält es sich ähnlich. Sie sind nur dann im Gleichgewicht, wenn Sympathikus und Parasympathikus beide aktiv werden. Das geschieht – anders als bei unserem Beispiel mit der Waage – allerdings nicht gleichzeitig. Vielmehr agieren sie zeitversetzt. Sie müssen aber über längere Zeiträume hinweg ausgeglichen zusammenspielen, um ein gesundes Gleichgewicht zu erreichen.

Hier siehst du, was das jeweils für einzelne Organe und Organsysteme bedeutet:

Unser Stresssystem

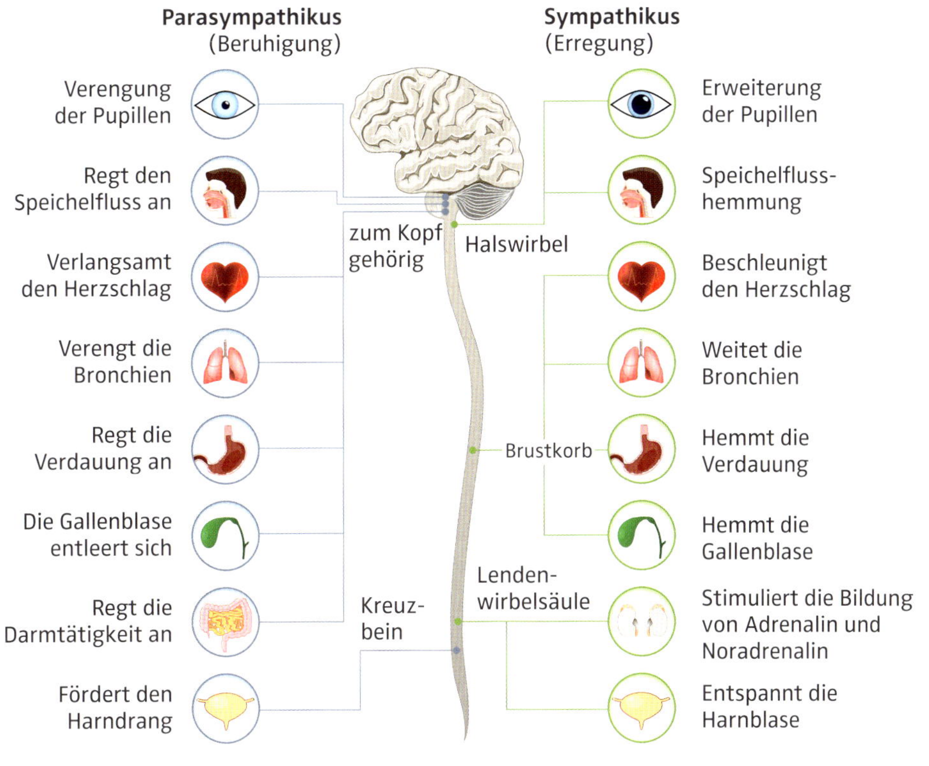

Wie an den Beispielen deutlich wird, wirkt der Sympathikus eher aktivierend. Da wir heute in einer Welt leben, in der fast jeder unter (zu) viel Stress steht, ist der Sympathikus in den letzten Jahren beinahe in Verruf geraten und wurde als Auslöser vieler Krankheiten und Beschwerden identifiziert. Das hat eine gewisse Berechtigung. Denn tatsächlich kommt bei vielen von uns die parasympathische Aktivität mit ihrer beruhigenden und bremsenden Wirkung zu kurz. Allerdings ist ein ausgeglichenes, balanciertes Leben nur mit beiden Anteilen möglich. Du ahnst es: Die Dosis ist entscheidend! Von daher geht es nicht darum, die Sympathikus-Aktivierung konsequent zu unterbinden, sondern vielmehr darum, dafür zu sorgen, dass sie

a) nur dann stattfindet, wenn es die Situation wirklich erfordert, und
b) ein entsprechender (parasympathischer) Ausgleich erfolgt.

Einfluss auf dein autonomes Nervensystem nehmen

Bisher haben wir dir eine Reihe von Prozessen vorgestellt, die automatisch ablaufen, etwa Blutdruck, Herzfrequenz oder Hormonausschüttung. Möglicherweise kommt von deiner Seite nun der Hinweis, dass wir doch eigentlich Methoden präsentieren wollten, wie wir alltagstauglich auf das Nervensystem Einfluss nehmen können. Zu Recht – dazu kommen wir jetzt.

Starten wir mit einem genaueren Blick auf die Autonomie deines Nervensystems. Grundsätzlich arbeitet dein autonomes Nervensystem automatisch und ohne dein Zutun. Dennoch gibt es einige „Pforten“ oder „Schnittstellen“, über die du dich in die laufenden Prozesse einklinken und sie beeinflussen kannst. Das perfekte Beispiel dafür ist dein Atem. Warum? Probier’s aus! Du bist jederzeit in der Lage, deinen Atem zu verlängern und zu vertiefen, ihn flacher und schneller werden zu lassen oder sogar ganz anzuhalten, zumindest für einen gewissen Zeitraum. Zudem ist es möglich, mit den Atemräumen zu spielen. Du kannst in den Brust-

oder in den Bauchraum atmen. Jede „Atemlage" wirkt sich in vielfältiger Weise auf dein Befinden aus, versetzt dich beispielsweise eher in Aktivität oder beruhigt dich. Mehr zu den praktischen Anwendungsmöglichkeiten erfährst du am Ende dieses Blickwinkels.

Sabines Praxisblick: „Jetzt atme mal tief durch"

Als ich damit begonnen habe, in der Arbeit mit meinen Klienten verstärkt die Atmung einzubeziehen, bekam ich vielfach die Rückmeldung, dass sich meine Klienten von den Übungen, die sie bisher ausprobiert hatten, eher gestresst als entspannt fühlten. Bei genauerer Rückfrage zeigte sich: Der Fokus lag zu stark auf der Einatmung. Denn viele verbanden mit der Aufforderung „tief durchzuatmen" die Vorstellung, sie müssten so viel Luft wie irgendwie möglich in die Lungen pressen. So kamen sie noch mehr in die Brustatmung, die bei Stress und Unruhe meist ohnehin überwiegt.

Es hilft der Fokus auf das genaue Gegenteil. Denn meist ist nicht die Einatmung das Problem, sondern das bewusste und vollständige Ausatmen, vielleicht sogar etwas länger als die Einatmung.

Tiefe (Aus-) Atmung unterstützt innere Ruhe und Balance.

Ich empfehle dir Folgendes: Atme wie gewohnt ein und seufze bei der Ausatmung einmal tief. Das verlängert die Ausatmung automatisch. Warte anschließend, bis der natürliche Impuls zur Einatmung kommt, und folge ihm. Du musst dabei erstaunlich wenig tun, dein Körper zeigt dir von selbst, wann die Zeit für die nächste Einatmung gekommen ist und du die Luft mühelos wieder in die Lungen einströmen lassen kannst.

Die Polyvagaltheorie: wissenschaftliche These für den Einsatz im Alltag

Die Polyvagaltheorie ist ein spannendes Beispiel dafür, wie ein wissenschaftliches Konzept den Weg von der akademischen Forschung in die Alltagspraxis findet. Entstanden im Kontext der klinischen Forschung kam die Polyvagaltheorie zunächst im therapeutischen Bereich zur Anwendung und wird heute in einer wachsenden Zahl von Coaching- und Unterstützungsmethoden eingesetzt, die sich vor allem auf die Selbstregulation im Alltag konzentrieren.

Die Polyvagaltheorie wurde maßgeblich von dem US-amerikanischen Neurowissenschaftler Stephen Porges begründet und entwickelt. Porges blickt mittlerweile auf eine lange Forscherkarriere zurück. Bereits in den 1980ern und 1990ern begann er, sich mit dem menschlichen Nervensystem zu beschäftigen. Er konzentrierte sich dabei zunächst auf diejenigen Faktoren, welche die Herzfrequenzvariabilität (HRV) beeinflussen. Zunehmend stellte er Zusammenhänge mit der Psychophysiologie und der Evolution des autonomen Nervensystems fest. Diese Erkenntnisse stellen die Grundlage der 1995 erstmalig veröffentlichten Polyvagaltheorie dar. Wir möchten dir hier einige Hauptpunkte vorstellen und dir zeigen, wie du diese Technik zur Selbstregulation deines Nervensystems nutzen kannst.

Mithilfe der Polyvagaltheorie das eigene Nervensystem verstehen

Porges konzentriert sich in seiner Theorie vor allem auf neurophysiologische Mechanismen bei der neuronalen Regulierung und ihre phylogenetische Entwicklung. Im Kern geht es also darum, eine alternative Betrachtungsweise des autonomen Nervensystems zu ermöglichen. Diese eröffnet gleichzeitig einen neuen Blickwinkel auf die autonome (Selbst-)Regulation. Wir möchten an dieser Stelle verstärkt auf die dabei zugrunde liegenden neurophysiologischen Mechanismen eingehen. Insbesondere die

Schlussfolgerungen, die Porges dazu aus seinen Untersuchungen zieht, kannst du dir für die Regulation deines Nervensystems zunutze machen.

Unser erster Hauptpunkt führt uns direkt zu einem der Kernstücke der Polyvagaltheorie. Porges zufolge ist das Nervensystem aufgrund seiner evolutionsgeschichtlichen Entwicklung darauf ausgerichtet, dein Überleben zu sichern. Es war wichtig, dass du mithilfe deines Nervensystems in der Lage warst, eine Situation blitzschnell einzuordnen. Es ging also darum, in kürzester Zeit zu erkennen, ob die Situation, in der du dich befindest,

a) sicher,
b) gefährlich oder gar
c) lebensbedrohlich ist.

Entsprechend dieser Einordnung, die unwillkürlich, automatisch und fast unvorstellbar schnell abläuft, versetzt dein autonomes Nervensystem dich und deinen Körper in einen der Situation angemessenen Zustand. Diese Notwendigkeit ist leicht nachzuvollziehen: In einer sicheren Situation kannst du dich anders verhalten als bei Gefahr oder bei existenzieller Bedrohung. Vor allem in den letzten beiden Fällen kann sofortiges Handeln über dein Überleben entscheiden. Die Reaktion des autonomen Nervensystems wird deshalb von körperlichen Prozessen begleitet.

Im Falle einer gefährlichen, aber nicht lebensbedrohlichen Situation geht es etwa darum, deine Aufmerksamkeit zu steigern und deinem Körper Energie zuzuführen. So bist du bereit, dich durch Kampf oder durch Flucht zu retten. In einer lebensgefährlichen Situation wird es dagegen notwendig, vorbeugend körpereigene Opiate auszuschütten und deine Wahrnehmung zu dämpfen, um die Lage für dich überhaupt aushaltbar zu machen und die auf dich einströmenden Empfindungen abzudämpfen, oder um das System allerschlimmstenfalls auf den drohenden Tod vorzubereiten. Du kennst diesen Zustand vielleicht aus Tierfilmen, wenn eine Gazelle, die gejagt wird, plötzlich zu Boden fällt und wie erstarrt daliegt.

Um die drei Grundzustände noch greifbarer zu machen, hat Porges ein Ampelsystem eingeführt:

- Grün steht für Sicherheit,
- Gelb für Gefahr und
- Rot für eine akute Bedrohung deines Lebens.

Dieses System hat sich in der Praxis sehr bewährt. Wenn Sabines Klienten zum Beispiel davon sprechen, dass sie sich in der gelben oder der roten Zone befinden, genügt diese Information, um die Lage sofort zu erfassen, ohne im Detail rückfragen zu müssen, wie die generelle Wahrnehmung ist. Das vereinfacht die Kommunikation erheblich! Du selbst kannst diesen „Code“ beispielsweise auch für die Kommunikation in der Familie nutzen. Weiß dein Partner oder deine Partnerin, dass du dich gerade im „gelben“ Bereich befindest, ist ohne weitere Erläuterung klar, warum du beispielsweise gerade so hibbelig und unruhig bist.

Mit dem Vagusnerv von der Aktivierung in die Entspannung

Mit der Aktivierung des Vagusnervs kannst du dich gezielt entspannen.

Vielleicht fragst du dich, wie diese drei Zustände physiologisch betrachtet zustande kommen. Hier spielt der sogenannte Vagusnerv die Hauptrolle. Mit diesem wollen wir uns nun genauer beschäftigten.

Bei der Polyvagaltheorie handelt es sich um eine akademische Hypothese. Sie ist also nicht endgültig bewiesen, die aktuelle Forschungslage liefert uns aber zahlreiche Hinweise, die ihre Grundannahmen bestätigen. Zudem konnten auf ihrer Basis bereits diverse therapeutische Konzepte entwickelt werden, die sich in der Praxis für viele Betroffene als hilfreich und wirksam erwiesen haben.

Beim Vagusnerv handelt es sich um einen der zwölf Hirnnerven, genauer gesagt um den zehnten. Er zeichnet sich durch eine Besonderheit aus, die ihm die Bezeichnung „vagus" (von lat. vagari = wandern, umherschweifen) eingebracht hat: Anders als die übrigen Hirnnerven geht er über ein vergleichsweise beschränktes Areal hinaus und durchwandert fast den ganzen Körper. Dabei innerviert er zahlreiche zentrale Organe, etwa das Herz, die Lunge und das Verdauungssystem. Zudem enthält der Vagusnerv die meisten parasympathischen Nerven – er steht daher in Verbindung mit Ruhe, Entspannung und Regeneration. Mitunter wird er auch als „Selbstheilungsnerv" bezeichnet. Aktivierst du mithilfe spezieller Übungen deinen Vagusnerv, kannst du dich selbst in Richtung Balance bringen, Stress abbauen und Erregungszuständen gezielt entgegenwirken.

Porges betrachtet den Vagusnerv nicht als monolithischen Block. Er hält an der Untergliederung des Autonomen Nervensystems ANS in Parasympathikus und Sympathikus fest, erweitert sie jedoch um zwei Komponenten, den ventralen und den dorsalen Vagus, die beide Teil des parasympathischen Systems sind. Daher der Name Polyvagaltheorie (griech. poly = viele).

Mit den Begriffen „dorsal" und „ventral" bezieht sich Porges auf die Lage der beiden Hauptkerne des Vagusnervs. Sie befinden sich in der Medulla oblongata, einer Struktur im Hirnstamm. Die Medulla oblongata stellt die Fortsetzung des Rückenmarks im Gehirn dar. Dorsal und ventral besagt in diesem Zusammenhang, dass einer der Kerne deiner Körperrückseite, der andere deiner Körpervorderseite näher ist. Mit dem weiteren Verlauf des Vagusnervs durch deinen Körper haben sie nichts zu tun.

Wo wir hingegen deutliche Unterschiede feststellen können, ist die Wirkung der beiden Teilbereiche. Diese sind für dich auch von weitaus größerem Interesse als ihr Ursprung, denn sie bilden die Grundlage für zahlreiche Maßnahmen zur Selbstregulation. Porges Einteilung des ANS ist in der Abbildung schematisch dargestellt.

Einteilung des Autonomen Nervensystems nach Porges

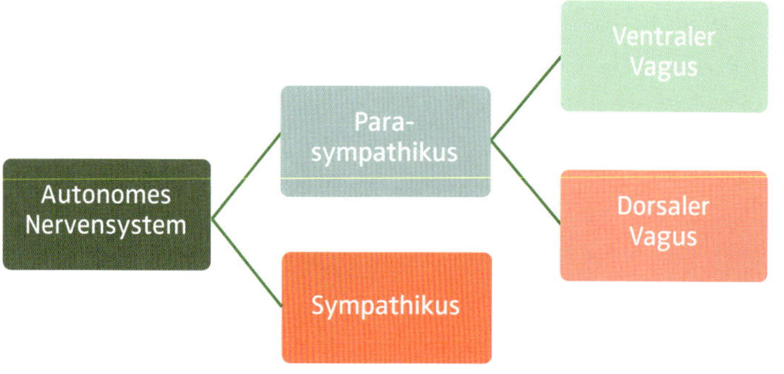

Um zu innerer Ruhe, Ausgeglichenheit und Balance zu kommen, ist der ventrale Vagus der Schlüssel. Er ist verantwortlich für die Zustände in der sogenannten grünen Zone. Wichtig: Die grüne Zone ist kein Dauerzustand. Vielmehr gilt es immer wieder zu ihr zurückzukehren sowie „grüne Zustände" bewusst zu fördern. Hier kommt es oft zu Missverständnissen und der Vorstellung, Ziel deiner Anstrengungen sollte es sein, einmal die grüne Zone zu erreichen und anschließend dauerhaft in ihr zu verbleiben. Das ist nicht möglich und nicht sinnvoll! Dein Leben wird dich immer wieder vor Herausforderungen stellen. Einige von ihnen kannst du nur mit der entsprechenden Aktivierung und damit einem Wechsel in die gelbe oder rote Zone meistern. Woran du aber arbeiten kannst, ist die beschleunigte Rückkehr in die grüne Zone. So baust du Erregungszustände leichter ab, senkst dein generelles Stresslevel und reduzierst Nervosität und Unruhe. Hierfür ist es hilfreich, die Momente, in denen du in der grünen Zone bist, bewusst wahrzunehmen und zu fördern.

Dir stehen letztlich zwei Ansatzpunkte offen, um mithilfe des ventralen Vagusnervs deine innere Balance und dein Wohlbefinden zu fördern.

- Du kannst Maßnahmen ergreifen, die die Reaktionen in der gelben und roten Zone abschwächen und verkürzen. Das ist vor allem dann hilfreich, wenn sich dein Nervensystem bereits in einer Art Dauererregung befindet.
- Du kannst dich auf Aktivitäten konzentrieren, die dir dabei helfen, in der grünen Zone zu bleiben und von der damit einhergehenden Entspannung und Regeneration zu profitieren.

„Sympathikoton" bezeichnet den Zustand eines aktivierten Sympathikus.

Im Idealfall beinhaltet dein Maßnahmenkoffer Hilfsmittel für beide Fälle, anstatt sich ausschließlich auf die eine oder die andere Variante zu konzentrieren. Er enthält somit idealerweise:

- Aktivitäten, die dich aus sympathikotonen oder dorsalen Zuständen herausholen. Du dämpfst so einerseits Übererregung ab, löst dich andererseits durch eine sanfte Aktivierung aus lethargisch-dumpf-erstarrten Zuständen.
- Aktivitäten, die „Wohlfühlzustände" fördern und spürbar machen. Oft reicht schon ein bloßes Innehalten, um den Augenblick bewusst wahrzunehmen, anstatt im allgemeinen Alltagsstress blind darüber hinwegzugehen. So förderst und stärkst du die ventrale, grüne Zone.

Der dahinterstehende Mechanismus ist in beiden Fällen die Aktivierung des ventralen Vagusnervs. Du erinnerst dich bestimmt daran, wie weit verzweigt dieser Nerv ist und wie viele Bereiche deines Körpers er erreicht. Dementsprechend vielfältig sind die Möglichkeiten, ihn zu aktivieren. Vorschläge und Ideen dazu findest du am Ende dieses Blickwinkels.

Zonen des autonomen Nervensystems

- Grüne Zone = Sicherheit = ventraler Vagus = Social-Engagement-System, Spiel, Vergnügen, Ausgeglichenheit, innere Balance, angenehme Dynamik
- Gelbe Zone = Gefahr = Sympathikus/Hyperarousal = Kampf- oder Fluchtreaktion, beschleunigter Herzschlag, verflachte Atmung, Hektik, innere Unruhe
- Rote Zone = Lebensgefahr = dorsaler Vagus / Hypoarousal bzw. freeze = Erstarrung, Lethargie, Rückgang der Vitalfunktionen bis hin zur Ohnmacht

Sabines Praxistipp: To feel or not to feel

Am Anfang ist es gar nicht so leicht, die eigenen Wahrnehmungen genau zu benennen. Über diesen Punkt haben wir bereits gesprochen. Dazu kommt: Manches möchten wir lieber nicht so genau spüren. Gerade wenn unser Stresslevel sehr hoch ist, falle viele Empfindungen unangenehm aus. Schenken wir ihnen besondere Beachtung, verstärken sie sich – und damit das unangenehme Gefühl, das etwa mit einem schnellen Herzschlag oder einer flachen Atmung einhergeht.

Hier ist Fingerspitzengefühl angebracht! Einerseits wirst du nur dann eine Veränderung herbeiführen, wenn du dich mit den ablaufenden Prozessen auseinandersetzt und nicht nur bestrebt bist, sie zu verdrängen. Denn Verdrängung verschiebt das Problem nur, anstatt es zu lösen. Außerdem führt dieses Vermeidungsverfahren leicht dazu, dass du Angst vor Situationen entwickelst, die die Reaktionen typischerweise hervorrufen, und sich so deine Anspannung und Unruhe nur noch weiter steigern. Der Einstieg ins Spüren sollte jedoch schrittweise und behutsam erfolgen. Wenn du mit aller Macht versuchst, ins Spüren zu kommen, egal, ob dir gerade danach ist oder nicht, und unabhängig davon, wie intensiv die Eindrücke sind, läufst du Gefahr, so überflutet zu werden, dass du das Gegenteil erreichst, also lediglich dein System in einen absoluten Stresszustand versetzt, anstatt langsam seine Bekanntschaft zu schließen.

Mein Tipp lautet: Starte bei der Erkundung der Zonen mit Szenarien, die dich wenig belasten. Wenn du merkst, dass du mit den auftretenden körperlichen und emotionalen Reaktionen gut umgehen und in der Beobachterrolle verbleiben kannst, sind die gedanklichen Ausflüge in die gelbe oder rote Zone mit der anschließenden Rückkehr in den grünen Bereich eine wertvolle Möglichkeit, um ein tieferes Verständnis deines ANS zu gewinnen. Sie erlauben es dir, jeweils kurz den „Flavour" eines Zustands zu testen, also sozusagen hineinzuschmecken und anschließend wieder in die Sicherheit und Balance der grünen Zone zurückzukehren. Dein Nervensystem wird auf diese Weise nur etwas „gekitzelt", also mit einer Herausforderung konfrontiert, mit der du gut umgehen kannst und die dich nicht zu weit aus deiner Komfortzone herausführt. Bei regelmäßiger Wiederholung verfeinert sich deine Wahrnehmung und dein Gehirn profitiert von der Lernerfahrung, dass Veränderung grundsätzlich möglich ist und du sie selbst anstoßen kannst. Das gibt dir Selbstvertrauen und ein Gefühl der Kontrolle zurück!

Achtung: Stellst du fest, dass allein der Gedanke an eine gelbe oder rote Situation bei dir massiven Stress, Unruhe oder generelles Unwohlsein auslöst, empfehle ich dir, einen Experten zurate zu ziehen und die weiteren Schritte zu besprechen. Gleiches gilt bei bestehenden Beschwerden und Erkrankungen wie PTBS/Traumafolgestörungen, Anpassungsstörungen und Angsterkrankungen.

Sabine und Christian sprechen in diesem ichStark-Podcast über das ANS:

Das ANS ist ganz eindeutig eines von Sabines Lieblingsthemen, denn hier gibt es unendlich viel zu entdecken, zu erfahren und praktisch umzusetzen. Genau das ist allerdings zugleich die Herausforderung. Allein über die Funktionsweise des ANS ließe sich problemlos ein ganzes Buch schreiben, von den Anwendungsmöglichkeiten ganz zu schweigen. Wir hoffen daher, dass es uns gelungen ist, dir hier einen ersten Einblick zu dem Thema zu vermitteln und dich neugierig darauf zu machen. Die Veröffentlichungen von Deb Dana und Stephen Porges sind perfekt geeignet, wenn du tiefer in die Materie einsteigen möchtest.

Aktivierungsmöglichkeiten für deinen Vagusnerv

Es ist an der Zeit, deinen Maßnahmenkoffer für Selbstregulierung und innere Balance zu füllen. Wir stellen dir eine Auswahl an Übungen und Übungsformen vor, die alle deinen ventralen Vagusnerv ansprechen und potenziell dazu beitragen, Nervosität und Unruhe zu verringern sowie dein Gleichgewicht zu stärken.

Lies die Übungen durch und probiere sie einfach mal aus! Du wirst schnell feststellen, dass dir die eine Übung mehr zusagt als die andere. Das ist nicht zuletzt von deiner Stimmung und deiner aktuellen Verfassung abhängig. Selbst wenn du also eine Maßnahme gefunden hast, die für dich funktioniert, lohnt es sich, ein oder zwei Alternativen parat zu haben, um flexibel auf deine jeweiligen Bedürfnisse reagieren zu können. Auf die Frage, was für dich funktioniert, kann dir kein Lehrbuch eine Antwort geben. Hier hilft nur eigenes Erfahren und Ausprobieren. Das lässt sich allerdings mit etwas Spaß verbinden! Wenn du dich darauf einlassen möchtest, wirst du viel Neues entdecken und zunehmend zum Experten für dich selbst werden. So wird es dir immer leichter fallen, die Kombinationen und Übungsformen zu finden, die dir in bestimmten Zuständen guttun und dich dauerhaft aus nervöser Übererregung und Anspannung herausführen.

Fangen wir mit den Interventionen an, die schnell spürbare Effekte bringen. Sie können in Sekundenschnelle eine Veränderung herbeiführen und dich beispielsweise aus dem Gedankenkarussell heraus und zurück in die Präsenz bringen.

Quick and easy: Kältereiz setzen

Eine der einfachsten und schnellsten Methoden, um deinen Sympathikus zu bremsen und deinen Vagusnerv zu aktivieren, ist Kälte. Ja, du hast richtig gelesen: Etwas kaltes Wasser oder ein Eiswürfel entfalten in kürzester Zeit ihre Wirkung.

Mit einem Kältereiz den Vagusnerv stimulieren

Trinke entweder ein paar Schlucke kaltes Wasser oder lutsche einen Eiswürfel. Noch besser ist es, dein Gesicht mit kaltem Wasser zu benetzen, oder stelle dich für einen Moment unter die kalte Dusche. 30 Sekunden genügen, um den Vagusnerv zu stimulieren!

Sabines Praxistipp: Kälte hilft sofort

Kaltes Wasser oder ein Eiswürfel setzen einen starken Reiz – diesen empfinden gerade meine Traumapatienten oft als hilfreich! Insbesondere Menschen, die unter einer PTBS leiden, kämpfen häufig mit einem Hyperarousal, das ist eine dauerhafte Übererregung ihres Nervensystems, oder sie verfallen immer wieder in dissoziative Zustände. Der plötzliche Kältereiz führt dazu, diesen „Film" zu unterbrechen, die Aufmerksamkeit auf etwas komplett anderes zu lenken und die Betroffenen zurück in die Präsenz zu bringen.

Oft sind schon rund 30 Sekunden ausreichend, um eine scheinbar überwältigende Situation wieder in den Griff zu bekommen und die eigene Handlungsfähigkeit wiederherzustellen. Wenn du also merkst, dass der Stress in deinem Kopf zu kreiseln beginnt und dein Körper immer stärker auf dieses Kopfkino reagiert, setzte einen gezielten Kältereiz. Er unterbricht den Strudel deiner negativen Gedanken und Emotionen.

Atmen und Summen

Eine weitere Möglichkeit, dein autonomes Nervensystem zu regulieren, hast du selbst – vermutlich ohne dir dessen bewusst zu sein – schon sehr oft eingesetzt: Du hast ganz intuitiv die Kraft deines

Atems genutzt. Denke an die vielen Male, in denen du nach einer unangenehmen Situation erleichtert aufgeatmet hast, oder wie du ein paar tiefe Atemzüge genommen hast, um deinen Ärger zu dämpfen. Klingt simpel? Das ist es auch – es muss gar nicht immer alles hochkomplex und kompliziert sein!

Wie du mithilfe deiner Atmung dein Nervensystem regulierst

Du kannst alle Atemtechniken einsetzen, die du vielleicht aus dem Yoga oder von anderen Entspannungstechniken kennst. Als Einstieg genügt jedoch die Konzentration auf eine bewusste, lange Ausatmung.

Lege dazu die Hand auf dem Oberbauch und spüre, wie sich die Bauchdecke bei der Einatmung leicht wölbt und bei der Ausatmung wieder senkt. Oft führt schon dieser Fokus auf den Fluss des Atems, gegebenenfalls mit einer leichten Verlängerung der Ausatmung, dazu, dass du dich etwas ruhiger und entspannter fühlst. Das Gleiche bewirkt auch ein tiefes Seufzen. Probier's einfach aus – wann immer dir danach ist!

Wenn du einen Ansatz vorziehst, der dir eine gewisse Struktur vorgibt, kannst du beim Ein- und Ausatmen im Geist leise mitzählen. Die beruhigende Wirkung setzt insbesondere bei langen, tiefen Atemzügen ein. Ein- und Ausatmung sollten jeweils mindestens 5 Sekunden dauern. Achte darauf, dass die Ausatmung mindestens gleich lang und wenn möglich sogar länger als die Einatmung ist.

> Über bestimmte, bewusst ablaufende Atemmuster beeinflusst du deinen Vagusnerv. Mit langen, tiefen Atemzügen kannst du deine Herzfrequenz und deinen Cortisolspiegel senken und damit Stress abbauen.

Achtung: Wenn du unter sehr großem Stress stehst, hat sich bei dir womöglich ein „gedrehtes“ Atemmuster eingestellt. Dieses geht vielfach mit einer chronischen Verspannung des Zwerchfells einher. Du bemerkst dieses gedrehte Muster, wenn du den natürlichen Fluss deiner Atmung beobachtest. Wölbt sich die Bauchdecke bei der Einatmung leicht und senkt sie sich bei der Ausatmung? Dann liegt dein Ruhe-Atemmuster vor. Ist es genau umgekehrt, das heißt bewegt sich der Bauch bei der Einatmung nach innen?

Dann atmest du vorrangig in die Brust. Das ist weder verkehrt noch akut schädlich, sendet jedoch das Signal „Stress“ an dein Gehirn. Solltest du feststellen, dass dieses Atemmuster über längere Zeiträume anhält, empfehlen wir dir, einen Arzt oder eine Therapeutin zu konsultieren.

Du hast schon etwas Erfahrungen mit Atemübungen gesammelt? In diesem Fall könnte die folgende Übung für dich spannend sein. Sie stellt eine abgewandelte Form der im Yoga bekannten Atemtechnik Kapalabhati dar.

Zwerchfellatmung

Stell dir vor, du möchtest eine vor dir stehende Kerze ausblasen. Das heißt: Du spitzt leicht die Lippen, atmest mit einem sanften Stoß aus und lässt anschließend den Atem von selbst wieder einströmen. Bei der dabei entstehenden Bewegung wirst du beim Ausatmen eine leichte Kontraktion des Zwerchfells im Oberbauch spüren. Beim Einatmen hebt sich der Bauch wieder und das Zwerchfell entspannt sich. Wenn du möchtest, lege zusätzlich eine Hand auf den Oberbauch, um die Bewegung noch besser wahrnehmen zu können.

Beginne nun, die Frequenz des Atems zu variieren. Puste die Kerze also etwas schneller mehrmals hintereinander aus und lasse nach jedem Ausatmen den Atem mühelos wieder einströmen. Komme so in deinen eigenen Rhythmus. Mit etwas Übung wirst du dein perfektes Tempo finden und die Technik mehrfach hintereinander ausführen können. Für den Anfang bieten sich kurze Intervalle an. Du pustest also die Kerze anfangs vielleicht nur drei oder viel Mal hintereinander aus, machst dann eine kurze Pause und wiederholst die Übung anschließend noch zwei oder drei Male. Schrittweise kannst du die Anzahl der ausgeblasenen Kerzen erhöhen und so die Intervalldauer erhöhen. Orientiere dich dabei stets an dem, was dir gerade guttut. Sollte ein Gefühl der Anspannung oder Beklemmung eintreten, verkürze die Intervalle wieder oder kehre zurück zur tiefen Bauchatmung.

Variante der Zwerchfellatmung

Sobald du etwas Erfahrung mit dieser Atemtechnik gesammelt hast, kannst du sie mit einer kleinen Variation intensivieren. Der Ablauf bleibt der gleiche. Der einzige Unterschied besteht darin, dass du nun durch die Nase ein- und ausatmest. Du wirst feststellen, dass diese kleine Veränderung die Wirkung deutlich intensiver macht.

Lippenbremse

Eine Übung mit vergleichbarem Effekt, die auch in der Atemtherapie angewendet wird, ist die Lippenbremse. Du atmest durch die Nase ein und anschließend gegen den sanften Widerstand der aufeinanderliegenden Lippen durch den Mund aus. Deine Wangen sollten sich dabei leicht aufblähen. Die Übung erweitert die Atemwege und verhilft dir zu einer müheloseren und tieferen Atmung. Die Lippenbremse ist perfekt geeignet bei Spannungszuständen, die dir gefühlt die Luft zum Atmen nehmen!

Summen

Wenn du möchtest, kannst du vom Seufzen bzw. Schnauben anschließend zu einem Summen übergehen. Falls du daran Spaß findest, bietet sich folgendes Experiment an – idealerweise dann, wenn du einen Moment unbeobachtet sein kannst.

Verschließe mit deinen Fingern deine Augen und deine Ohren. Beginne zu summen und beobachte, wie sich deine Wahrnehmung verändert. Wenn du möchtest, öffne zwischendurch deine Augen und Ohren und verschließe sie dann wieder. Wie fühlen sich beide Zustände an? Was ist für dich angenehmer?

Gerade wenn du das Gefühl hast, dringend eine Pause von allem zu brauchen, kann diese Technik eine kleine Alltagsflucht ermöglichen und dich mit neuer Energie versorgen.

Finde deinen eigenen Ton

Nicht nur das Summen wirkt entspannend, das Ausatmen kannst du perfekt mit jedem anderen Geräusch verbinden, ob seufzen, brummen oder tönen. Wie eingangs gesagt, nutzen wir dieses Werkzeug bereits unbewusst im Alltag.

Dabei ist es übrigens vollkommen egal, wie melodisch das Ganze ist. Wähle die Buchstabenfolge, die sich intuitiv einstellt, egal ob es sich um „aaaahhh", „uiuiuiuiu" oder „ohhhhmmmm" handelt. Gleiches gilt für die Tonhöhe, folge hier deiner Intuition.

Am Anfang wirkt das oft etwas gekünstelt, doch mit zunehmender Wiederholung findest du schnell „deine" Stimmlage. Hier hilft es, dir Situationen zu vergegenwärtigen, in denen du ein intuitives Geräusch bereits für den Spannungsabbau nutzt. Stelle dir beispielsweise den Moment vor, in dem du dich nach einem langen Arbeitstag müde auf die Couch fallen lässt. Welches Geräusch machst du dabei? Vielleicht „phewww" oder „baaaaah" oder ... Häufig hat bereits dieses Bild und die damit einhergehende Vorstellung eine entspannende Wirkung. Es schließt sich spontan ein Gähnen an? Umso besser, das ist ein deutliches Zeichen, dass dein ventraler Vagus gerade aktiv geworden ist!

Sabines Praxistipp: Pferdeschnauben

Zu dem Tönen gehört auch etwas, das viele aus der Kindheit kennen: Hast du früher auch das „Pferdeschnauben" imitiert? Ich muss zugeben, dass ich als Erwachsene etwas derart Kindisches und Albernes lange Zeit rein aus Prinzip nicht getan habe – das war eindeutig unter meiner Erwachsenenwürde! Als ich es nach langer Zeit wieder probierte, ging gar nichts, meine Lippen waren viel zu verspannt. Passenderweise befand ich mich damals in einer sehr anstrengenden Phase meines Lebens. Erst später, als ich diese Phase und die damit einhergehende Anspannung überwunden hatte, gelang die Übung plötzlich von einem Moment auf den anderen. Heute ist sie für mich fast wie ein Stressbarometer. Denn ich erwische mich noch immer ab und an dabei, dass ich die Mundpartie stark anspanne, wenn ich hoch konzentriert bin oder anfange, die Dinge verbissen zu sehen. Gelingt es mir dann, mich zum Pferdeschnauben zu motivieren, löst sich die Spannung und ich muss oft ein bisschen über mich selbst lachen. Das kann in einer solchen Situation ebenfalls nicht schaden!

Blick in die Wissenschaft:
die Wirkung von Summen und Tönen

Rhythmische Vibrationen – wie etwa beim Summen – stimulieren deinen Vagusnerv und verbessern deine Herzfrequenzvariabilität.

Die Herzfrequenzvariabilität beschreibt die physiologischen Schwankungen der Herzfrequenz, die durch Veränderung der Intervalle zwischen den einzelnen Herzschlägen zustande kommen. Eine hohe Herzfrequenzvariabilität bezeichnet also die Fähigkeit deines Herzens, sich sehr schnell an eine neue Situation anzupassen, was mit verringertem Stressempfinden, besserer Entspannungsfähigkeit sowie mehr Resilienz und höherem subjektivem Wohlbefinden in Verbindung gebracht wird.

Entspannung für Nacken, Kiefer und Gesicht

Du kennst sicherlich Redewendungen wie „Mir sitzt die Angst im Nacken“ oder „Da musst du einfach mal die Zähne zusammenbeißen“. Diese Redewendungen sind aus gutem Grund entstanden. Insbesondere unser Nacken- und Kieferbereich reagiert oft höchst sensibel auf Stress, innere Anspannung und Sorge. Die Folge sind Verspannung der Nacken- und Kaumuskulatur.

Im Bereich deines Nackens ist vor allem der Musculus levator scapulae, der Schulterblattheber, maßgeblich an Verspannungen beteiligt. Er ist Teil deiner Schultermuskulatur und verspannt sich zum Beispiel dann, wenn du unter starkem Stress oder mentalem Druck stehst. Diese Verspannung kann so stark ausfallen, dass du das Gefühl hast, du hättest am Vortag stundenlanges Krafttraining gemacht und Gewichte gestemmt und nicht „nur“ am PC gesessen oder einen psychisch anstrengenden Tag gehabt! Dehn- und Entspannungsübungen, die gezielt diesen Bereich ansprechen, verschaffen deiner Muskulatur wie deiner Psyche Erleichterung und Entspannung. Hier siehst du einmal mehr, wie Körper und Psyche zusammenspielen – und du mit einer Maßnahme beide Bereiche ansprechen kannst!

Achtung: Ist deine Nackenmuskulatur sehr stark verspannt, solltest du behutsam vorgehen. Löst du die Spannung zu schnell oder startest du direkt mit einer sehr langen Massageeinheit, können unangenehme Nebenwirkungen entstehen. Häufig sind das Schwindel, Übelkeit und Kopfschmerzen. In der Regel sind diese ein Zeichen dafür, dass sich etwas löst und du somit auf dem richtigen Weg bist. Dennoch ist es sinnvoller, sich etwas Zeit zu lassen und dosiert vorzugehen. Treten die Beschwerden selbst nach kurzer Dehnung auf oder halten sie länger an, solltest du deinen Arzt oder deine (Physio-)Therapeutin um Rat fragen.

Eine zweiter Muskel, der sich unter Stress oft verkrampft, ist der Musculus sternocleidomastoideus, auch als großer Kopfwender bezeichnet. Ebenso betroffen sind die Musculi scaleni, die Treppenmuskeln. Das sind drei gestaffelt hintereinander liegende Muskeln seitlich an deinem Hals. Warum sind diese beiden Muskelpartien für dich von ganz besonderer Bedeutung? Dein Vagusnerv verläuft genau zwischen ihnen. Wird der Druck durch die Verspannungen zu hoch, kann das (negative) Auswirkungen auf die Funktion deines Vagusnervs haben. Umgekehrt reduzierst du den unerwünschten Druck auf den Vagusnerv, wenn du diese Muskeln entspannst.

Verspannungen im Hals- und Nackenbereich können den Vagusnerv beeinträchtigen. Sind die Muskeln hingegen entspannt, lindert das den Druck auf den Vagusnerv.

Dabei helfen Dehnübungen und Physiotherapie, du kannst diese Bereiche aber auch selbst sanft massieren, kneten und ausstreichen. Gehe hier intuitiv vor. Mit etwas Erfahrung lernst du, Verspannungen zu ertasten und beispielsweise durch kreisende Bewegungen sowie sanften Druck zu lösen. Beziehe, wenn es dir angenehm ist, die restliche Muskulatur deines Hals-Nacken-Bereichs, deines Gesichts sowie deine Ohren mit ein.

Mindful Movement – bewusste Bewegung

Dass körperliche Aktivität sich positiv auf deine körperliche wie seelische Gesundheit auswirkt, ist hinreichend bekannt. Vielleicht hast du diesen Effekt schon selbst erlebt, zum Beispiel, wenn du nach einem stressigen Tag erst einmal eine Runde laufen gegangen bist, Frust mit einem Boxtraining abgebaut hast oder mithilfe einer Yoga-Flow-Stunde neue Energie tanken konntest.

Bei der Wahl deiner Bewegungsform bist du komplett frei. Wichtig ist dagegen die Ausführung:

- Übe deinen Sport oder deine bevorzugte Aktivität bewusst aus. Gerade wenn wir unter Stress stehen, neigen wir dazu, in unserer Freizeit Termine und „Aufgaben“ wie im Akkord abzuarbeiten und etwa den zur Entspannung gedachten Spaziergang im Stechschritt zu absolvieren.
- Sport und Bewegung sind nur dann Aktivitäten, die Freude machen, wenn sie mit einer gewissen Mühelosigkeit und Leichtigkeit einhergehen. Achte darauf, dass du nicht unbewusst doch in einen Wettkampf- oder Leistungsmodus verfällst und so letztlich einen weiteren Stressfaktor kreierst, bei dem du „performen“ musst.

Weitere Details, Vorschläge und Inspirationen zum Thema Bewegung findest du in Blickwinkel 5.

Warum sich die ganze Mühe lohnt

Du hast in diesem Kapitel die Grundlagen der Polyvagaltheorie kennengelernt und erfahren, dass dein autonomes Nervensystem von Maßnahmen profitiert, die dich in die grüne Zone bringen und dort verbleiben lassen. Mehr Ideen für diese Maßnahmen erhältst du in Blickwinkel 3 und 4.

Zum Abschluss dieses Kapitels möchten wir dir noch zeigen, warum genau es sich so sehr lohnt, Zeit mit Aktivitäten zu verbringen, die dich in der grünen Zone verbleiben lassen. Denn gerade am Anfang stellen sich oft Gedanken ein wie „Soll ich meine Zeit jetzt wirklich mit so etwas verschwenden, wo ich doch so viel zu tun hätte? Wäre es nicht produktiver, wenn ich sinnvolle Dinge wie eine Weiterbildung, die Hausarbeit oder liegen gebliebenen Orga-Kram mache?" Auf den ersten Blick mag das stimmen. Wenn du etwas genauer hinschaust, wirst du jedoch sehen, dass „grüne" Aktivitäten und Auszeiten wohlinvestierte Zeit in deine Gesundheit, innere Balance und Zufriedenheit sind.

Das liegt unter anderem daran, dass dauerhafter und/oder starker Stress dazu führen, dass dein Nervensystem sehr oft oder sogar dauerhaft in den gelben Zustand der Sympathikus-Aktivierung gerät. Im Extremfall stellt sich ein sogenanntes Hyperarousal ein, eine Übererregung deines Nervensystems.

Was ist ein Hyperarousal?

Als Hyperarousal oder Übererregung wird der Zustand eines anhaltend erhöhten Aktivierungsniveaus (Arousal) des Zentralnervensystems bezeichnet. Hyperarousal äußert sich in vermehrter Anspannung mit Unruhe, Ein- und Durchschlafstörungen, Reizbarkeit, aggressivem Verhalten, Konzentrationsstörungen, übermäßiger Wachsamkeit, gesteigerter Schreckhaftigkeit und psychosomatischen Symptomen.

Eine solche Übererregung kann eine Reihe von Ursachen haben. Häufig ist ein hohes Maß an Stress und (mentaler) Belastung zumindest mitbeteiligt. Dieses führt dazu, dass du immer schneller von der grünen in die gelbe Zone kommst und dich dann schon Kleinigkeiten aus dem Konzept oder in Rage bringen.

Die Zeichen dafür, dass die grüne Zone nur noch sehr schmal ist, sind leicht zu erkennen. Vielleicht hast du sie sogar schon bei dir oder bei anderen beobachtet, bislang allerdings noch nicht mit dem autonomen Nervensystem in Verbindung gebracht. Eine Verhaltensweise, die nahelegt, dass viel sympathikotone Aktivierung vorhanden ist, könnte beispielsweise so aussehen: An einem normalen Tag würde dich ein Missgeschick am Frühstückstisch wie eine umgekippte Tasse oder die Tatsache, dass keine Milch (oder kein Kaffee, Tee, Joghurt ...) mehr im Haus ist, nicht unbedingt erfreuen, du würdest es aber schnell abhaken.

Ist der Stresspegel bereits hoch, genügt eine Kleinigkeit, um in die gelbe Zone zu geraten.

Bist du dagegen innerlich bereits beim Aufstehen stark angespannt, kann eine solche Banalität den Ausschlag dafür geben, dass dein Nervensystem die grüne Zone verlässt und in den gelben oder sogar roten Bereich schnellt. Du wirst wütend, flippst vielleicht aus oder kämpfst aus Frustration mit den Tränen. Das kleine Missgeschick ist sozusagen der Tropfen, der das Fass zum Überlaufen bringt. Die Reaktion, die darauf folgt, nehmen Außenstehende häufig als übertrieben wahr und reagieren mit Unverständnis. Unter Umständen entsteht so bereits am Frühstückstisch ein herrlicher Streit darüber, wer welche Aufgabe nicht erledigt hat, wer überreagiert oder wer den anderen bereits am Morgen die Stimmung versaut. Diese Szenen kennen wir in der ein oder anderen Form vermutlich alle. Was ihnen gemein ist: Sie treten erst dann auf oder eskalieren richtig, wenn der generelle Stresspegel bereits hoch ist. In solchen Phasen ist die gelbe Zone bei allen Beteiligten besonders schnell erreicht.

Vielleicht fragst du dich, ob das nur dein persönlicher Eindruck ist oder ob Belastung tatsächlich dünnhäutig und empfindlich macht. Die Antwort ist: ja und nein. Tatsächlich reagierst du unter Stress, Belastung und Druck anders als sonst, emotional wie physisch. Manchmal wird uns in solchen Situationen Trotz, Egoismus oder übertriebene Empfindlichkeit unterstellt. Es kann sogar vorkommen, dass du dich über dich selbst wunderst oder dich in solchen Zeiten nicht besonders gut leiden kannst, etwa weil du selbst merkt, dass du objektiv betrachtet ungerecht bist und wegen Kleinigkeiten hochgehst. Dennoch scheinst du in den jeweiligen Situationen nichts gegen deine Reaktionen tun zu können, auch wenn sie dir im Nachhinein unangenehm sind. Mangelt es dir hier schlichtweg an Disziplin und Selbstkontrolle?

Window of Tolerance

An dieser Stelle hilft dir ein weiterer Blick in die Wissenschaft. In enger Verbindung mit den Forschungen zur Polyvagaltheorie ist eine zunehmende Zahl an Studien zum sogenannten Window of Tolerance, dem Toleranzfenster, entstanden. Dieses Konzept sowie die dahinterstehenden theoretischen Überlegungen bieten dir einen Erklärungsansatz dafür, warum du unter bestimmten Umständen bzw. Phasen deines Lebens besonders schnell in die Sympathikus-Aktivierung gerätst.

Das Window of Tolerance bietet dir eine hervorragende Ergänzung, wenn es darum geht, aus dem Kreislauf der Dauernervosität auszubrechen und zu lernen, dich selbst zu regulieren. Grundsätzlich besagt die Theorie zum Toleranzfenster, dass es eine Zone gibt, innerhalb der du dich vergleichsweise stressfrei bewegen kannst. Die Formulierung „vergleichsweise stressfrei“ ist hier wichtig. Stelle dir diesen Bereich wie das normale (langweilige) Alltagsleben ohne größere Aufregungen vor. Anders, als manchmal vermutet, ist die grüne Zone kein Happy-go-lucky-Land mit paradiesischen Zuständen, in denen alle gechillt sind. Die grüne Zone ist eher der Raum, in dem du das Gefühl hast, dass alles okay ist und du mit den Anforderungen, die an dich gestellt werden, gut umgehen kannst. Allein diese Tatsache zeigt dir schon, dass das Toleranzfenster stets eine individuelle Komponente beinhaltet, hier spielen selbstverständlich deine persönliche Situation und Biografie mit hinein.

Stehst du unter sehr hohem Druck, verkleinert sich diese Zone, in der du grundsätzlich geerdet oder in einem angenehm ausgeglichenen Zustand bist, graduell. Dein Toleranzbereich, in dem du dich bewegen kannst, bevor es zum Einsatz einer Stressreaktion kommt, schmilzt also zusammen. Das hat den Effekt, dass immer geringere Auslöser ausreichen, um eine Sympathikus-Aktivierung zu provozieren – mit sämtlichen Begleitreaktionen, von körperlichen Symptomen bis hin zu emotionalen Schwankungen.

Was ist das Window of Tolerance?
Das Konzept des Window of Tolerance wurde von Dan Siegel, einem amerikanischen Professor für Psychiatrie entwickelt. Es beschreibt, in welchem Zustand des Arousals, also der Stimulation, wir am besten dazu in der Lage sind, unseren Alltag zu meistern und uns wohlzufühlen. Bewegen wir uns innerhalb dieses Fensters, sind wir fähig, effektiv zu lernen, zu spielen und in guter Beziehung zu uns selbst und zu unseren Mitmenschen zu sein. Wenn wir das Toleranzfenster dagegen verlassen, können wir in einen Zustand der Über- oder Untererregung geraten.

Die gute Nachricht ist: Du kannst die Größe deines Toleranzfensters beeinflussen. Damit bist du deiner Situation nicht ausgeliefert, sondern kannst etwas tun, um sie zu verändern.

Die Tatsache, dass dein Toleranzfenster unter lang anhaltender Belastung schrumpft, ist für sich betrachtet höchst lästig. Allerdings bietet diese Erkenntnis schon den ersten Ansatzpunk für Veränderungen und gibt dir Kontrolle und Handlungsfähigkeit zurück. Zudem bringt dir das Wissen, wie sehr sich dein autonomes Nervensystem auf deine Stimmung und deine Gemütslage auswirkt, Entlastung. Denn es zeigt dir, dass deine Persönlichkeit nach wie vor die gleiche ist und lediglich deine Psyche auf die Situation reagiert. Sätze wie „Ich erkenne mich selbst gar nicht wieder“ oder „Früher bin ich doch auch nicht immer gleich ausgetickt, ich verstehe das gar nicht“ sind damit sozusagen beantwortet.

Wie bekommst du die Kontrolle zurück? Die Breite des Toleranzfensters lässt sich beeinflussen. Selbst wenn du feststellst, dass dein Toleranzfenster gerade sehr klein ist, handelt es sich dabei lediglich um eine Momentaufnahme. Mithilfe entsprechender Interventionen und Maßnahmen kannst du die grüne Zone und damit den Bereich, in dem du dich wohlfühlst, wieder ausweiten. Hole dir hier bei Bedarf Unterstützung durch einen Experten! Er kann dich dabei unterstützen, die Maßnahmen an deine persönlichen Bedürfnisse anzupassen. Das ist wichtig, weil sie stark vom Grad deiner Belastung und deinen Vorerfahrungen abhängen. Grundsätzlich lässt sich jedoch sagen, dass prinzipiell das gesamte Spektrum an Aktivitäten förderlich ist, die deinen ventralen Vagusnerv aktivieren und so einen Zustand der Balance, Zufriedenheit und stressfreien Handlungsfähigkeit hervorrufen. Ideen für konkrete Ausgestaltungen erhältst du in den folgenden Blickwinkeln.

Blickwinkel 2: Das Wichtigste in Kürze

In diesem Kapitel hast du eine Menge zu den Funktionsweisen und Aufgaben deines autonomen Nervensystems erfahren. Hier das Wichtigste auf einen Blick!

- Dein ANS ist ständig aktiv und sichert dein Überleben. Die meisten Prozesse laufen autonom ab.
- Du hast trotz dieser Autonomie die Möglichkeit, an verschiedenen Stellen einzuhaken. So greifst du regulierend in die Prozesse deines ANS ein.
- Die Polyvagaltheorie hilft dir, die Reaktionen deines ANS im Alltag zu erkennen und einzuordnen. Von der Beobachtung der grünen, gelben und roten Zustände gehst du schrittweise zur Regulation und schließlich zur „Neuprogrammierung" deines ANS über.
- Langfristige Balance benötigt kein dauerberuhigtes, sondern ein möglichst flexibles ANS. Diese Flexibilität förderst du durch Maßnahmen, die dich immer wieder in die grüne Zone zurückführen.
- Die Aktivierung des ventralen Vagusnervs ist über zahlreiche Kanäle möglich. Dazu zählen Atemübungen, Bewegung und imaginative Techniken.
- Dauernervosität, innere Unruhe und Anspannungen haben stets mehrere Dimensionen, eine physische und eine mentale. Mit der Regulierung deines ANS sprichst du beide Ebenen an.

Blickwinkel 3: Bewegung und Sport – Kraftquellen für Gesundheit und innere Ruhe

Bewegung und mentale Fitness: Wie wirken sie auf deine Psyche?

Was haben Dauernervosität und innere Unruhe mit Bewegung und Sport zu tun? Vielleicht mehr, als du denkst! Denn physische Aktivität hat eine Reihe von positiven Effekten auf deine mentale Balance und dein generelles Wohlbefinden. Wie diese Wirkung zustande kommt und was du tun kannst, um sie bestmöglich zu nutzen, erfährst du in diesem Blickwinkel. Betrachten wir zunächst, in welchen Bereichen die wohltuende Wirkung von körperlicher Bewegung besonders deutlich spürbar ist.

Bessere Stimmung und Stressabbau

> Ruhe aus der Dynamik: Du vibrierst nach einem langen Tag noch förmlich vor Spannung? Es hilft, diese Energie zunächst abzubauen. Über Bewegung findest du anschließend leichter zur Ruhe.

Kennst du das? Du bist nach einem langen Tag gestresst, genervt und angespannt und willst nur noch deinen Feierabend genießen. Du setzt dich gemütlich auf die Couch – doch du bist innerlich einfach zu unruhig, um entspannt eine Runde zu netflixen oder ein Kapitel in deinem Buch zu lesen. Selbst für ein Telefonat bist du zu kribbelig. Was tun? Sicher ist: Versuchst du weiterhin, zwanghaft zur Ruhe zu kommen, wirst du vermutlich irgendwann frustriert ins Bett gehen, weil du weder runtergekommen bist noch den Restabend genießen oder angenehm für dich nutzen konntest.

Die oftmals bessere Variante in solchen Fällen: leichte Bewegung. Das muss kein großes Sportprogramm sein. Ein kurzer Spaziergang, einige Lockerungsübungen, eine Runde Gartenarbeit oder ein Federball-Match mit deinen Kindern genügen. Die Aktivität lenkt dich ab, verringert Spannungen und schafft Distanz zu belastenden Gedanken. Zudem stehen die Chancen gut, dass du im Anschluss die Ruhe nicht bloß ertragen kannst, sondern sie als wohltuend empfindest. Wenn du eine starke innere Unruhe oder Anspannung verspürst, bringt es wenig, dich zu äußerlicher Ruhe zu zwingen. Bewegte Entspannung ist effektiver als komplett ruhige Tätigkeiten wie lesen oder fernsehen.

Studien zeigen, dass es aktiven Menschen leichter fällt, Stress abzubauen. Insgesamt weisen sie dadurch ein geringeres Stresslevel auf. Körperliche Aktivität bringt dich auf andere Gedanken und kanalisiert die Energie, die sich über den Tag hinweg angestaut hat.

Verbessertes Selbstwertgefühl

Die meisten von uns fühlen sich gut, wenn sie ein Ziel erreicht oder eine Aufgabe gemeistert haben. Diesen Effekt kannst du dir bei deinen Aktivitäten zunutze machen. Dabei müssen es nicht die ganz großen Vorhaben wie ein Marathon oder ein neuer Rekord im Bankdrücken sein. Setze dir deine Ziele so, dass sie eine Herausforderung darstellen, aber dennoch realistisch und innerhalb eines abgesteckten zeitlichen Rahmens erreichbar sind. So verschaffst du dir selbst kleine Erfolgserlebnisse und tust gleichzeitig deinem Körper etwas Gutes.

Zudem stärkt physische Aktivität das Vertrauen in den eigenen Körper und seine Fähigkeiten. Denn gerade, wenn du länger nicht aktiv bist, kann das Vertrauen in die eigenen körperlichen Fähigkeiten verloren gehen, etwa weil du schneller außer Atem kommst, dein Gleichgewicht leidet oder du merklich an Kraft verlierst. Beginnst du erneut zu trainieren, merkst du schnell, wie sich deine Kraft, deine Balance, deine Koordination und deine Flexibilität verbessern. Das sorgt für ein besseres Selbstwertgefühl, du traust dir wieder mehr zu und weißt, dass du dich auf bestimmte Fähigkeiten verlassen kannst. So gerätst du selbst in Situationen, bei denen du dir zuvor Sorgen gemacht hättest, nicht mehr unter Druck, etwa wenn es darum geht, eine längere Strecke zu Fuß zu bewälti-

> Wer körperlich fit ist, vertraut dem eigenen Körper und seinen Fähigkeiten mehr.

gen oder ein anstrengendes Tagespensum zu meistern. Übrigens: Training ist keine Frage des Alters! Studien belegen, dass Muskelaufbau selbst in der Altersklasse Ü80 noch möglich ist.

Selbstwirksamkeit

Stehen wir unter Stress und mentalem Druck, fühlen wir uns den Umständen oft hilflos ausgeliefert. Verstärkt wird dieses Gefühl der Ohnmacht, wenn dein Körper mit somatischen Symptomen wie Herzklopfen, Atemnot oder Schmerzen auf die Situation reagiert und scheinbar ein Eigenleben entwickelt. Über gezielte Aktivität erlebst du, wie du dein Empfinden (positiv) verändern und damit beispielsweise Spannungszustande abbauen kannst. Du erfährst so, dass du deinen Zustand gezielt beeinflussen und verändern kannst. Das gibt dir das Gefühl der Handlungsfähigkeit zurück.

Erlebst du gleichzeitig, dass dein Körper zunehmend Belastungen gewachsen ist – egal ob physischer oder psychischer Natur –, stärkt das dein Vertrauen und vermittelt dir ein Gefühl der Sicherheit.

Gesteigertes Wohlbefinden durch soziale Einbindung

Zeit für sich selbst und andere – das ist für die meisten von uns eher Mangelware. Durch unsere vielfältigen Verpflichtungen und Termine kann es zur Herausforderung werden, auch noch privat soziale Kontakte zu pflegen. Besonders schwierig wird dies oft in der sogenannten Rushhour des Lebens, das ist die Zeit zwischen Anfang 30 und Mitte 40, in denen wir idealerweise Karriere, Familie und sonstiges Privatleben unter einen Hut bringen müssen. Zwischen Kindern, Beruf und Haushalt wird die Zeit für eigene Aktivitäten oft knapp. Sollen dann noch halbwegs regelmäßige Treffen mit Freunden stattfinden, platzt der Terminkalender aus allen Nähten.

Warum also nicht zwei angenehme Aktivitäten miteinander verbinden? Mit ziemlicher Sicherheit geht es dem ein oder anderen deiner Freunde oder Bekannten ähnlich wie dir. Eine mögliche Lösung: gemeinsame sportliche Unternehmungen. Diese können ganz unterschiedlich aussehen, von der gemeinsamen Walkingrunde bis hin zu Tennismatches und Radtouren inklusive Einkehr mit der ganzen Familie ist alles vorstellbar. Auf diese Weise kommt jeder zu etwas Bewegung und ihr profitiert zudem von der gemeinsam verbrachten Zeit. Bewegt sich die Intensität auf einem moderaten bis mittleren Niveau, könnte ihr euch nebenbei wunderbar unterhalten. Findet eure Aktivität darüber hinaus in der Natur statt, habt ihr noch einen weiteren Faktor, der eure mentale Gesundheit stärkt und so innerer Unruhe und Dauernervosität entgegenwirkt.

Social-Engagement-System: Wann und warum Kontakte stabilisieren und stärken

Du hast in unserem vorigen Blickwinkel den Vagusnerv und seine vielfältigen Funktionen kennengelernt. Neben körperlicher Stimulation – etwa durch deine Atmung oder spezielle Augenbewegungen – reagiert er auf Aktivierung durch das Social-Engagement-System, auf Deutsch etwa „System für soziale Verbundenheit".

Die Vorstellung eines solchen Systems geht ebenfalls auf Stephen Porges zurück. Porges zufolge bildete sich im Lauf der Evolution eine Verbindung zwischen Gesichtsmuskulatur und Herzmuskulatur heraus. Diese ist charakteristisch für Säugetiere und unterscheidet sie von den Reptilien. Diese Verknüpfung, die das Herz mit den Gesichts- und Kopfmuskeln koordiniert, ist die Basis des Social-Engagement-Systems.

Wie funktioniert die Aktivierung des ventralen Vagus über das Social-Engagement-System? Hier gibt es eine Reihe von Möglichkeiten. Besonders bedeutsam sind die Mimik deines Gegenübers sowie die Art, wie jemand spricht, also die Lautstärke, das Tempo und die Sprechmelodie. Du hast das mit Sicherheit schon oft beobachtet, wenn zum Beispiel Eltern ihr Baby beruhigen oder wenn du ▶▶

selbst wohltuenden Zuspruch von einer anderen Person bekommen hast. In diesen Fällen ist die Anwesenheit eines Gegenübers sehr hilfreich, um zurück in die grüne Zone zu gelangen und dort zu bleiben.

Voraussetzung ist, dass du der anderen Person vertraust. Dann tritt ein Zustand ein, in dem dein System seine permanente Wachsamkeit für einen Moment herunterfahren kann. Du spürst körperliche wie mentale Entspannung und innere Ruhe.

Verbesserung kognitiver Funktionen

Bewegung hilft dir, strukturierter zu denken – und damit, besser Stress abzubauen.

Bewegung hilft dir, strukturierter zu denken. Ein zentraler Aspekt, der zu dieser Wirkung beiträgt, ist der Abbau von Stress. Ab einem gewissen Level ist dein Gehirn nicht mehr in der Lage, Dinge ruhig und effizient anzugehen. Aus gutem Grund beschreiben wir jemanden, der sich in großer Hektik befindet, als „kopflos" oder „wie von Sinnen". Senkst du dein Stresslevel – zum Beispiel durch Bewegung –, fällt es dir automatisch leichter, wieder strukturierter zu denken.

Relevant könnte Bewegung zudem bei der Prävention von Demenzerkrankungen sein. Um dies mit Sicherheit sagen zu können, bedarf es jedoch weiterer wissenschaftlicher Studien. Erste Forschungsergebnisse weisen allerdings darauf hin, dass der Anstieg kardiorespiratorischer Fitness einen positiven Effekt auf bestimmte kognitive Fähigkeiten wie etwa die Aufmerksamkeit und die Verarbeitungsgeschwindigkeit hat. Ebenso wird aktuell erforscht, in welchem Rahmen sich Bewegung in der Behandlung von altersbedingten Demenzerkrankungen und kognitivem Leistungsverlust als wirksam erweist.

Unabhängig davon, ob sich diese Erkenntnisse bestätigen, tust du mit Sicherheit gut daran, bereits jetzt eine regelmäßige Bewegungsroutine aufzubauen. Ist die Gewohnheit einmal in deinen Alltag etabliert, kannst du immer darauf zurückgreifen – und später vielleicht gleich in mehrfacher Hinsicht profitieren!

Linderung von Depressionen und Angstzuständen

Wenn du unter einer mittleren oder schweren Depression oder massiveren Angstzuständen leidest, wirst du diese allein durch Bewegung nicht überwinden können. Als begleitende Maßnahme eignet sich physische Aktivität jedoch hervorragend. Dies gilt in jedem Stadium der Behandlung, in der Akutphase ebenso wie zur Rückfallprophylaxe. Ebenso ist physische Aktivität das ideale Mittel, wenn du gelegentlich unter depressiven Verstimmungen leidest und diese lindern möchtest, ohne dabei auf Psychopharmaka oder Ähnliches zurückzugreifen. Gleiches gilt für Angstzustände.

Sowohl Depressionen als auch Angsterkrankungen gehen übrigens häufig mit innerer Unruhe einher. Insbesondere bei Depressionen ist das vielen nicht bewusst. Sie werden in der Regel mit Antriebslosigkeit und Niedergeschlagenheit verbunden. Das sind jedoch nur zwei mögliche, wenn auch häufige, Symptome. Ebenso können Depressionen Rastlosigkeit und innere Getriebenheit verursachen. Um diese abzubauen, kann Bewegung sehr hilfreich sein! Das funktioniert übrigens auch vorbeugend: Studien belegen, dass sich bei Depressionen sportliche Betätigung sowohl bei der Prävention von Symptomen als auch bei der Bewältigung günstig auswirkt.

> Mit der für dich passenden Form von Bewegung beeinflusst du etwaige depressive Verstimmungen und Unruhezustände positiv.

Vorbeugung

Die beste „Therapie" besteht darin, Krankheiten im Vorfeld abzuwenden. Dabei ist Sport mit Sicherheit nicht das allein selig machende Wundermittel. Dennoch kann regelmäßige körperliche Aktivität einen erheblichen Beitrag dazu leisten, bestimmte Krankheitsrisiken zu senken. So haben verschiedene Untersuchungen ergeben, dass sich körperliche Aktivität sowohl bei psychisch Erkrankten als auch bei Gesunden günstig auf die emotionale und geistige Gesundheit auswirkt. Das gilt für Menschen aller Altersklassen. Somit besitzt körperliche Aktivität ein enormes Potenzial sowohl als präventive als auch als therapeutische Maßnahme bei psychischen Störungen. Selbstverständlich schließt die vorbeugende Wirkung Nervosität, Unruhe und Anspannung mit ein.

Wie viel Bewegung soll es sein?

Wenn du gerade unter Dauernervosität und Unruhe leidest, war bei dir in der letzten Zeit vermutlich einiges los. Vielleicht sind Aktivitäten, denen du früher nachgegangen bist, zu kurz gekommen oder haben gar nicht mehr stattgefunden. Sport und Bewegung sind in solchen Fällen oft die Termine, die als vermeintlicher Luxus gleich zu Beginn gestrichen werden. Was kannst du also tun, um die Bewegung wieder in dein Leben zu integrieren, und wie viel davon sollte es ein?

Geht es um Sport, Bewegung und Training, fallen immer wieder Begriffe wie „regelmäßig", und „ausreichend". Auch in diesem Blickwinkel bist du schon darauf gestoßen. Doch wie viel ist „ausreichend" und wann gilt etwas als regelmäßig (genug)? Hier gibt es eine sehr große Bandbreite.

Eine sehr gute Orientierungshilfe bieten die Bewegungsempfehlungen der WHO, die 2020 aktualisiert wurden.

In ihren Richtlinien empfiehlt die Weltgesundheitsorganisation WHO für Erwachsene und Senioren – auch für diejenigen mit einer chronischen Erkrankung oder Behinderung – pro Woche mindestens 150 bis 300 Minuten Bewegung mit moderater Intensität. Dazu zählen aerobes Training, also Ausdauertraining, aber auch Alltagsaktivitäten wie Spazierengehen oder Gartenarbeit. Alternativ werden 75 bis 150 Minuten intensive körperliche Aktivität (anaerobes Training) empfohlen. Auch eine gleichwertige Kombination der beiden Intensitätslevel ist möglich.

Für „zusätzliche gesundheitliche Vorteile" empfiehlt die WHO, an zwei oder mehr Tagen in der Woche ein alle wichtigen Muskelgruppen umfassendes Krafttraining von mindestens moderater Intensität.

Richtest du dich nach diesen Empfehlungen, hast du bereits eine sehr gute Basis geschaffen, um deinen Körper gesund zu halten, deine mentale Fitness zu stärken und auf diesem Weg Unruhe und Nervosität abzubauen bzw. vorzubeugen. Dabei gilt: Jeder Schritt zählt. Du kannst auch kleine Trainingseinheiten über den Tag verteilt einbauen.

Energie durch Sauerstoff

Aerob oder anaerob? Hier geht es darum, wie in deinem Körper die Energie bereitgestellt wird. Bei Training in niedriger bis moderater Intensität geschieht dies aerob, mit Sauerstoff. Diese Form des Trainings gilt zudem als Fettkiller, weil ein prozentual höherer Anteil der verbrannten Kalorien aus Fetten stammt. Wird das Training intensiver und geht es in den anaeroben Bereich, greift dein Körper verstärkt auf Kohlenhydrate zurück.

Zu den klassischen Beispielen für aerobes Training zählen Walking, Jogging, Schwimmen und Radfahren. Die Ausführung sollte dabei in einem Bereich liegen, in dem du ohne übermäßige Anstrengung noch sprechen kannst. Aerobe Aktivitäten eignen sich perfekt, um Unruhe und Nervosität zu verringern!

Anaerobes Training findet dagegen im oberen Pulsbereich statt, wie es bei kurzen intensiven Belastungen der Fall ist, etwa beim Sprinten sowie beim Krafttraining oder bei Ballsportarten.

Zu viel des Guten – wenn Sport deiner Balance eher schadet

Bei allen positiven Auswirkungen des Sports: Es kann auch zu viel sein. Dann wirken sich Training und Wettkämpfe negativ auf deine Gesundheit aus und belasten Körper und Geist. Du betreibst sehr intensiv einen Sport? Diese Anzeichen geben dir einen Hinweis, ob du möglicherweise bereits eine Grenze überschritten hast, die dir langfristig schadet, oder ob du kurz davorstehst.

Ein erster klarer Indikator ist deine innere Einstellung gegenüber dem Sport. Kämpfst du nicht nur gelegentlich mit dem inneren Schweinehund, sondern musst dich zu jedem Training quälen und empfindest den Sport zunehmend als Stress? Dann ist es Zeit, die Bremse zu ziehen. Das bedeutet keineswegs, dass du vollstän-

Im Sport wie bei allen anderen Aktivitäten gilt: Ziel ist Belastung ohne Überlastung.

dig mit deinem Sport aufhören sollst! Vielmehr empfehlen wir dir, an der Intensität zu schrauben. Gerade in Lebensphasen mit hoher Belastung im privaten oder beruflichen Bereich stehst du ohnehin schon unter Dauerstrom. Dann ist es sinnvoll, bei den Freizeitaktivitäten das Feuer herauszunehmen. Du kannst zum Beispiel die Trainingszeiten reduzieren und Belastungseinheiten flexibler gestalten. Wenn du Wettkampfsportler bist, kannst du kannst auch in Erwägung ziehen, eine Saison komplett mit den Wettkämpfen auszusetzen. So hast du die Freiheit, dein Training komplett individuell zu gestalten, so, wie es sich am besten in deinen momentanen Alltag integrieren lässt.

Fitness: mehr als körperliche Leistungsfähigkeit

Der rein physische Nutzen von regelmäßiger Bewegung ist offensichtlich, denn er wird an verschiedenen Stellen deutlich sichtbar. Bewegung wirkt sich unter anderem positiv auf dein Gewicht aus, lässt deinen Körper durch den Muskelzuwachs straffer werden und macht deine Bewegungen durch die wachsende Flexibilität geschmeidiger und fließender. Zudem erleichtert dir eine Grundfitness deinen Alltag, etwa weil du nicht so schnell außer Atem gerätst, dich nach kleineren Anstrengungen schneller erholst und insgesamt mehr Energie hast.

Weniger deutlich sichtbar, doch mindestens ebenso deutlich spürbar sind die Auswirkungen auf deine Psyche, mit anderen Worten auf deine mentale Fitness. Diese ist in fordernden Zeiten ganz besonders wichtig und hilft dir, auch bei Problemen und Herausforderungen dein Gleichgewicht zu behalten.

Der Aspekt der mentalen Fitness ist in den letzten Jahren zunehmend in den Fokus gerückt. Dabei hat sich gezeigt, dass eine starre Trennung zwischen körperlicher und mentaler Gesundheit bzw. Fitness weder möglich noch sinnvoll ist. Das gilt auch dann, wenn es dir darum geht, deine Fitness zu erhalten oder zu steigern. Körperliches Training hat seine Berechtigung. Es ist aber lediglich eine Komponente von Fitness und der Aspekt der mentalen Fitness ist immer auch miteinzubeziehen.

In unserem Kontext besonders relevant: Auch Überaktivität und Übertraining können innere Unruhe und Kribbeligkeit auslösen! Überschreitest du regelmäßig ein bestimmtes Maß, führt dein Training beispielsweise nicht mehr dazu, dass du abends zufrieden einschläfst. Vielmehr wird es dir zunehmend schwerfallen, herunterzukommen. Dieses Phänomen, dass die Bewegung dich eher unruhig und hibbelig macht, erlebst du ebenso, wenn du lange Zeit keinen Sport getrieben hast und dann direkt Vollgas gibst. Hier kann es vorkommen, dass du zunächst zwar müde und erschöpft bist, im Bett jedoch mit unruhigen Beinen und genereller Ruhelosigkeit kämpfst, was dir den Schlaf raubt. Das ist ein klares Signal, dass es etwas zu viel war!

Auch Überaktivität und Übertraining können innere Unruhe und Kribbeligkeit auslösen.

Beobachtest du derartige Reaktionen regelmäßig, solltest du generell einen Gang zurückschalten und die Problematik mit deinem Coach oder deiner Ärztin besprechen. Möchtest du nach sehr langer Zeit wieder mit dem Sport anfangen, lohnt sich ohnehin die Beratung durch einen Trainer. Er oder sie kann dir Tipps geben, wie du deinen Einstieg am besten gestaltest, um deinen Körper zu fordern, ohne ihn zu überfordern.

Mentale wie physische Fitness fördern und erhalten

Egal, ob du bereits mit Nervosität, Unruhe und Spannungszuständen kämpfst oder ihnen vorbeugen möchtest – es lohnt sich, in deine Fitness zu investieren. Sie stärkt dich in vielerlei Hinsicht und bildet einen wichtigen Baustein, um auch intensive, anstrengende Phasen zu meistern. Die Erkenntnis über das Zusammenspiel von körperlichen und psychischen bzw. emotionalen Faktoren ist in den Sport- und Trainingswissenschaften inzwischen fest verankert. Selbstredend stellt der körperliche Aspekt weiterhin eine zentrale Säule dar. Über längere Zeiträume gedacht, sollten deine Aktivitäten folgende Bereiche abdecken:

- Cardiotraining
- Krafttraining
- Mobilisierung
- Stretching

Auf diese Weise stellst du sicher, dass du die essenziellen Funktionen und Fähigkeiten deines Körpers ausreichend forderst. Zudem beugst du einseitigen Belastungen und Dysbalancen vor und vermeidest Folgeprobleme, die aus einem zu eindimensionalen Training erwachsen können.

Die zweite zentrale Säule deiner Fitness ist der mentale Bereich. Hier ist der Zusammenhang zu Nervosität, Unruhe und Anspannung noch offensichtlicher als bei der physischen Dimension. Stärkst du deine Resilienz, also deine innere Widerstandsfähigkeit, sowie dein inneres Gleichgewicht, dann förderst du dein generelles Wohlbefinden. Das Konzept der mentalen Fitness ist vergleichsweise neu, deshalb gibt es bislang keine standardisierte Definition. Die Erklärungsansätze gehen jedoch alle in eine ähnliche Richtung. Wir stellen dir hier ein Beispiel vor, das dir eine Vorstellung vermittelt, worum es im Kern geht. Zudem macht es deutlich, wie wenig trennscharf mentale Fitness von physischer Fitness abzugrenzen ist – und weshalb es sich lohnt, in beide Bereiche zu investieren. Mentale Fitness umfasst folgende Dimensionen:

- Emotionale Dimension: Selbstakzeptanz, Selbstwertschätzung, Resilienz, Fähigkeit, auch sehr starke Emotionen zu bewältigen
- Soziale Dimension: Freunde und ein soziales Netzwerk, Gefühl der Gemeinschaft und Zugehörigkeit
- Finanzielle Dimension: keine/geringe Geldsorgen, Gefühl, die eigenen Finanzen unter Kontrolle zu haben, Fähigkeit, mit finanziellen Rückschlägen umzugehen
- Physische Dimension: gesunde Ernährung, regelmäßige Bewegung, ausreichend Schlaf

Einen Teil dieser Komponenten kannst du nur bedingt beeinflussen. So liegt die Gestaltung deiner Finanzen meist nicht vollständig in deiner Hand. Hier bist du stark von externen Faktoren abhängig. Gerade die politischen und wirtschaftlichen Krisen der letzten Zeit haben gezeigt, wie schnell sich ohne eigenes Zutun Probleme ergeben können. Deshalb möchten wir uns auf die Bereiche konzentrieren, bei denen du sofort selbstständig aktiv werden kannst und oft sehr schnell eine Wirkung spürst. Das sind vor allem die emotionale und die physische Dimension.

Vor allem in der emotionalen und der physischen Dimension kannst du selbstständig aktiv werden.

So wirken Kraft- und Ausdauertraining

Ausdauersport – mit aerobem Training in die Balance

Betrachtet man die wissenschaftliche Forschung zu den Auswirkungen von Sport auf die psychische Gesundheit, finden sich vor allem Studien für den Ausdauerbereich. Dieser scheint gerade bei Beschwerden wie depressiven Verstimmungen besonders wirkungsvoll zu sein. Inwieweit Ausdauersport, also aerobes Training, anderen Trainingsformen jedoch überlegen ist und wie ausgeprägt diese Effekte sind, muss noch endgültig geklärt werden. Zudem spielen individuelle Präferenzen eine große Rolle. Wenn du also feststellst, dass für dich Krafttraining die bessere Alternative ist, um Stimmungstiefs und Antriebslosigkeit zu überwinden und Unruhe abzubauen, höre auf deine Intuition und gestalte dein Programm entsprechend.

Ausdauertraining wirkt sich auf vielfältige Weise positiv auf deine mentale Gesundheit aus und unterstützt dich gleichzeitig dabei, Nervosität und innere Unruhe abzubauen bzw. vorzubeugen. Ihm werden die nachfolgenden positiven Eigenschaften zugeschrieben.

Ausdauertraining wirkt sich auf vielfältige Weise positiv auf deine mentale Gesundheit aus.

- Prävention und Linderung von depressiven Zuständen. Studien haben gezeigt, dass körperliche Aktivität dazu beitragen kann, depressive Beschwerden zu verringern und ihnen vorzubeugen. Nachweislich besonders wirksam ist Ausdauersport.

Sowohl Ausdauertraining als auch Krafttraining hat nachweislich positive Auswirkungen auf mentale Ausgeglichenheit.

- Positive Wirkung auf das subjektive Beschwerdeempfinden. Das gilt insbesondere für psychophysiologische Beschwerden wie Kopfschmerzen, Übelkeit, Rückenschmerzen oder Übelkeit.
- Reduzierung von Ängsten. Studien zeigen, dass Ausdauersport das subjektive Angsterleben vermindert. Das gilt sowohl bei Menschen, die grundsätzlich dazu neigen, Situationen als bedrohlich wahrzunehmen (Eigenschaftsangst), als auch bei Ängsten, die durch eine konkrete Situation ausgelöst werden und danach wieder verschwinden (Zustandsangst).
- Stressregulation. Ausdauersport hilft, Stress abzubauen. Gleichzeit fördert er die Resilienz und Widerstandsfähigkeit und wirkt damit präventiv.
- Verbesserung deiner Stimmung. Ausdauersport verringert negative Gefühle und niedergeschlagene Stimmungslagen. Umgekehrt werden positive Stimmungsaspekte (Ruhe, Aktiviertheit) verstärkt.
- Stärkung deines Selbst- und Körperbilds. Ausdauersport trägt dazu bei, dein Gefühl der Selbstwirksamkeit sowie dein Körperbild zu verbessern.

Krafttraining – mit Muskelkraft zu innerer Stärke

Im Hinblick auf Krafttraining, also anaerobes Training, ist die Studienlage nicht so umfangreich wie für den Bereich des Ausdauersports. Hinzu kommt, dass einige der Studien nur geringe Zahlen an Probanden haben oder sehr spezielle Fragestellungen untersuchen. Von daher sind hier weiterführende Forschungen notwendig. Betrachtet man die vorliegenden belastbaren Ergebnisse, zeigt sich jedoch, dass Krafttraining zur Stärkung und Erhaltung der mentalen Gesundheit ebenso geeignet ist wie Ausdauersport.

Es sind zahlreiche Verbesserungen möglich, die dein generelles Wohlbefinden erhöhen und deine innere Balance stärken. Krafttraining hat insbesondere die nachfolgenden positiven Auswirkungen.

- Reduzierung von Angstsymptomen
- Verringerung der Schmerzintensität bei Patienten mit Schmerzen im unteren Rücken, Osteoarthritis und Fibromyalgie
- Verbesserung kognitiver Fähigkeiten
- Verringerung von Symptomen des Fatigue-Syndroms (chronisches Müdigkeitssyndrom)
- Verbesserung des Selbstwertgefühls und Körperselbstbilds

Du siehst: An vielen Stellen gibt es hinsichtlich der Wirkungen Überschneidungen zum aeroben Training. Daher lässt sich keine generelle Empfehlung aussprechen, welche Form des Trainings die bessere ist. Zudem haben persönliche Präferenzen eine erhebliche Wirkung auf den mentalen Effekt. Deshalb ist unser Tipp erneut: Berücksichtige deine Vorlieben! Wenn du an einer Sache grundsätzlich Freude hast, fällt das Durchhalten wesentlich leichter. Zudem gibt es viele Optionen, die über ein reines Entweder-oder hinausgehen. Heute existieren zahlreiche Trainingsformate, die beispielsweise Kraft- und Ausdauertraining miteinander kombinieren.

Faszien: Schlüssel für Mobilität, Flexibilität und Balance

Was haben Flexibilität und Mobilität mit chronischem Stress, Schmerz und Emotionen zu tun? Eine ganze Menge! In aller Regel sind an all diesen Prozessen deine Faszien beteiligt. Lange Zeit wurden die Faszien als Gewebe ohne Funktion betrachtet. Das hat sich grundlegend geändert. So hat die Forschung in diesem Bereich in den letzten Jahrzehnten einige bahnbrechende Erkenntnisse gewonnen. Im Jahr 2017 wurde sogar der Nobelpreis an ein Forscherteam verliehen, das sich insbesondere der Erforschung von Rezeptoren im Fasziensystem widmet.

Diese Erkenntnisse haben weiterführende Studien und Untersuchungen angestoßen. Für unser Thema besonders spannend sind die neuesten Einsichten über das fasziale Netz als Sinnesorgan. So fanden Forscher heraus, dass unser Fasziensystem über un-

Nicht die Haut ist unser größtes Sinnesorgan, sondern unser Fasziennetzwerk.

zählige Nervenendigungen verfügt. Die Schätzungen liegen bei 250 Millionen. Diese Nervenendigungen sind über deinen ganzen Körper verteilt. Damit übertrifft dein Fasziensystem deine Haut mit ihren geschätzten 200 Millionen Nervenendigungen als Sinnesorgan bei Weitem! Somit ist, anders als bislang angenommen, nicht die Haut unser größtes Sinnesorgan, sondern unser Fasziennetzwerk.

Aktuell entstehen zahlreiche neue Behandlungsformen und Therapieformate, die dem neuen Wissen Rechnung tragen. Dabei geht es insbesondere um die Reaktion des Fasziensystems auf Stress sowie die Verbindung unserer Emotionen zu unserem faszialen Netz. Was bedeutet das konkret für dich? Allem voran, dass es sinnvoll ist, dein Fasziengewebe elastisch und geschmeidig zu halten. Wenn du mehr über die Zusammenhänge erfahren möchtest, empfehlen wir dir als Einstieg zum Beispiel das Buch „Faszien in Sport und Alltag“, in dem Robert Schleip eine Reihe von Beiträgen von renommierten internationalen Experten zusammengeführt hat.

Faszienfitness zu Hause

Du möchtest direkt loslegen und ausprobieren, ob der Weg über die Faszien für dich überhaupt infrage kommt? Dann findest du hier erste Inspirationen, auf denen du selbstständig aufbauen kannst. Grundsätzlich stehen dir unterschiedliche Wege zur Verfügung. So kannst du zunächst zwischen aktiven und passiven Methoden wählen. Gerade im Bereich der Faszien haben sich in den letzten Jahren spezielle Formen von Massage und manueller Therapie entwickelt. Bei diesen Angeboten steht in der Regel der physische Aspekt im Vordergrund. Sie werden überwiegend von Physiotherapeuten, Osteopathen, Rolfern etc. angeboten. Hier lohnt es sich, die Schwerpunkte der einzelnen Anbieter im Detail zu vergleichen.

Den zweiten Zugang zu deinem Fasziennetzwerk stellt die Bewegung dar. Hier wirst du, im Gegensatz zur Massage, selbst aktiv.

Du kannst einen Kurs belegen und dich durch einen Experten anleiten lassen. Bei tiefergehenden Problematiken und/oder länger anhaltenden Beschwerden ist die fachmännische Betreuung unumgänglich. Geht es jedoch darum, deine grundsätzliche Flexibilität und Mobilität zu fördern und dabei die Faszien einzubeziehen, lässt sich dies auch zu Hause ohne großen Aufwand bewerkstelligen. Wenn du selbst aktiv werden möchtest, gibt es verschiedene Ansätze, über die du dein Fasziensystem beeinflussen kannst. Drei davon stellen wir dir hier exemplarisch vor.

Der Faszienforscher Robert Schleip gibt dir wertvolle Tipps, wie du deine Faszien pflegen und trainieren kannst. Ein Interview mit ihm findest du hier:

Elastisch-federnde Bewegungen

Wann bist du zum letzten Mal Seil gesprungen? Unter Umständen könnte das schon eine ganze Weile her sein. Ebenso die letzte Runde auf dem (Mini-)Trampolin oder das wilde Feiern auf einem Festival oder Konzert. Warum wir dir diese Frage stellen? Elastisch-federnde Bewegungen haben einen positiven Effekt, denn durch das Hüpfen bekommt die Faszienhülle laut Schleip eine bessere Vorspannung. Nebenbei profitieren zudem deine Muskeln von den springenden und federnden Bewegungen. Scheue dich also nicht davor, diese Bewegungsmuster (wieder) in dein Training einzubauen. Allerdings gilt auch hier: Gehe es langsam an, wenn du körperlich lange nicht aktiv warst, und baue deine Kondition und Kraft schrittweise auf. Beginne beispielsweise mit federnden oder wippenden Bewegungen und gehe erst dann zu den ersten Sprüngen über, wenn sich deine Muskeln und Gelenke wieder an die Belastung gewöhnt haben.

Dehnung Faszien-Style

Der Zusammenhang zwischen Dehnübungen und Faszien ist vergleichsweise offensichtlich. Willst du verklebte bzw. verfilzte Strukturen zu mehr Elastizität verhelfen, liegt der Gedanke nahe, sie entweder zu kneten wie bei den Massagetechniken oder sie in die Länge zu ziehen. Dieser Ansatz ist goldrichtig! Bei der Umsetzung solltest du dabei nur auf das sogenannte langkettige Dehnen setzen. Das bedeutet, dass du Dehnübungen ausführst, bei denen die Dehnung über mehrere Gelenke hinweg verläuft. Diesen Effekt erzielst du, indem du beispielsweise die Drehung deines Kopfs oder eine zusätzliche Armbewegung in die Dehnung integrierst. Viele Yogapositionen beinhalten bereits diesen komplexen Ansatz, sie können dir hier als Basis dienen.

Arbeit mit der Faszienrolle

Die Faszienrolle bietet dir die Möglichkeit, die Vorzüge von aktivem Training mit passiver Massage zu kombinieren. Faszienrollen werden mittlerweile von vielen Herstellen in den unterschiedlichsten Größen und Härtegraden angeboten. Durch rollende Bewegungen sowie Dehnübungen auf bzw. mit der Faszienrolle förderst du die Durchblutung in der jeweiligen Region und stimulierst dein Bindegewebe. Achtung: Das Gewebe arbeitet nach einer solchen Behandlung sehr stark nach! Wir empfehlen dir daher, mit kurzen Intervallen zu starten und insbesondere am Anfang die Schmerzgrenze sehr niedrig zu halten, bis du einschätzen kannst, wie dein Körper auf diese Art der Behandlung reagiert.

Ideen für Aktivitäten, die dich in Bewegung bringen

Vielleicht bist du ein echter Fitness-Fan, hast unsere Vorschläge mit Interesse gelesen und freust dich darauf, Neues zu entdecken oder Altbekanntes wieder aufleben zu lassen. Vielleicht ruft bei dir jedoch schon der Begriff „Sport“ eine Aversion hervor, weil du zum Beispiel deine Erfahrungen beim Schulsport sehr gemischt waren. In diesem Fall ist die Hürde, ganz neu oder wieder einzusteigen verständlicherweise ein ganzes Stück höher. Das gilt in deiner Situation vielleicht in ganz besonderem Maß. Bist du ohnehin schon gestresst und hast zu wenig Zeit, wirst du doppelt genervt reagieren, wenn du dir nun Freiräume schaffen, diese aber mit etwas füllen sollst, das dir so gar nicht zusagt. Dafür haben wir vollstes Verständnis!

Deshalb möchten wir dir in einem letzten Punkt ein paar Anregungen geben, die mit dem klassischen Sport nur ganz am Rande etwas zu tun haben, dich aber buchstäblich in Bewegung bringen. So fällt unter unser Verständnis von Bewegung zum Beispiel auch das Herumtoben mit deinen Kindern, die Gartenarbeit, der Hausputz, die Fahrt zur Arbeit mit dem Rad, ein flotter Spaziergang in der Mittagspause, etc. – also Tätigkeiten, die du vielleicht bereits täglich ausübst, bislang jedoch nicht als Sport empfunden hast. Als Training im sportwissenschaftlichen Sinn gelten diese Aktivitäten nicht. Trotzdem haben sie einen vergleichbaren Effekt auf deinen Körper: Sie lassen deine Herzfrequenz ansteigen, fordern deine Muskeln und verbessern deine Flexibilität. Das geschieht nicht ganz so planmäßig und zielgerichtet wie bei einem regulären Trainingsprogramm. Dennoch ist die Wirkung keineswegs zu unterschätzen! Vor allem dann, wenn du mit Sport bislang eher wenig anfangen konntest, lohnt es sich, über Alternativen nachzudenken. So kommst du mit Spaß in die Bewegung. Und wer weiß, vielleicht entdeckst du auf diesem Weg ja doch noch die ein oder andere Sportart für dich?

Auch bestimmte Alltagstätigkeiten haben eine positive Wirkung auf deinen Körper.

Besonders Eltern mit kleineren Kindern fällt es oft schwer, freie Zeiträume nur für sich selbst zu schaffen. Hier bieten sich Aktivitäten an, die du zusammen mit deinen Kindern oder der ganzen Familie durchführen kannst. So verbindest du gemeinsame Zeit mit einem Bonus für eure Gesundheit – und Spaß macht das Ganze hoffentlich obendrein! Wir wäre es mit einem Wettlauf zur Kita, einer Kissenschlacht oder einem Spaziergang mit Picknick? Ihre könnt auch gemeinsam auf dem Spielplatz toben, Fangen oder Federball spielen, ins Schwimmbad gehen, einen Fahrradausflug oder eine Bachwanderung machen, einen Staudamm bauen oder bei ausreichend Schnee einen Schneemann oder einen Iglu zaubern. Mit älteren Kindern sind auch „coolere“ Aktionen möglich wie ein Besuch im Hochseilgarten, Klettern, Wasserski, ein Baumhaus bauen oder Pokémon Go spielen.

Blickwinkel 3: Das Wichtigste in Kürze

Dieses Kapitel hat dir gezeigt: Etwas Planung braucht es schon. Berücksichtigst du jedoch einige Grundregeln, kannst du mit wenig Aufwand ein Bewegungs- bzw. Trainingsprogramm zusammenstellen, das alle Komponenten physischer wie mentaler Fitness bedient. Dies ist eine zentrale Grundlage, um deinen Körper gesund zu erhalten. Gleichzeitig legst du damit eine wichtige Basis für innere Balance und Ausgeglichenheit und beugst Dauernervosität und innerer Unruhe vor!

Zum Abschluss dieses Blickwinkels haben wir die wichtigsten Punkte für dich zusammengefasst.

- Integriere in dein Bewegungsprogramm alle drei Hauptkomponenten von Fitness: Ausdauer, Kraft und Flexibilität.
- Berücksichtige bei der Zeitplanung gewisse Unter- und Obergrenzen. Als Untergrenze empfiehlt sich die Bewegungsempfehlung der WHO: mindestens 150 Minuten pro Woche. Wieder beschränken solltest du dein Pensum, wenn erste Anzeichen von Überlastung eintreten und/oder du das Training an den meisten Tagen als Stress empfindest.
- Stelle deine Aktivitäten nach deinen Vorlieben zusammen! Mit „Bewegung" statt (Leistungs-)Sport verbringst du gleichzeitig Zeit mit Freunden, Familie oder auch mit dir selbst und verschaffst dir so regelmäßige Kurzauszeiten für deinen Alltag.
- Passe die Intensität an deine Bedürfnisse an. Fordere dich leicht heraus, gehe aber nicht so weit über deine Grenzen, dass die (selbstgestellte) Anforderung zu Stress wird. Setze zudem auf einen ausgewogenen Mix aus Dynamik und Regeneration – beides gehört zum Training dazu!

Mithilfe dieser Tipps und Gedankenstützen bist du bestens gerüstet, um das Projekt „mit Bewegung in die Balance" anzugehen! Damit legst du einen weiteren Grundstein dafür, dein System wieder zurück in Richtung Balance und Flexibilität zurückzuführen. Sollte es doch einmal die ein oder andere Durststrecke geben: Unsere Tipps zu Motivation und zum Durchhalten (siehe Seite 160) bringen dich wieder zurück auf Spur. In diesem Sinne – viel Spaß beim Planen, Ausprobieren und Umsetzen!

Blickwinkel 4: Flexibel und kreativ zur Ruhe finden

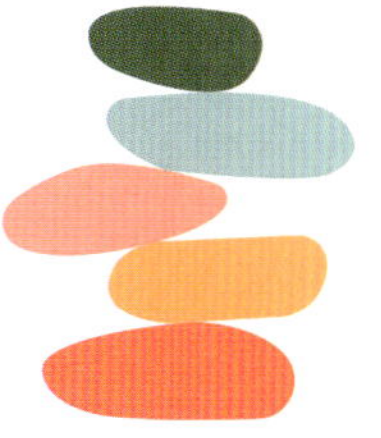

Im vorherigen Blickwinkel hast du viel darüber erfahren, wie du den bewegten Teil deiner Balance gestalten kannst. Nun folgt die eher ruhige Komponente, also Entspannung, Regeneration und Loslassen. Dass wir uns mit diesem Thema befassen, ist bei einem Ratgeber gegen Dauernervosität und innere Unruhe sehr naheliegend. So sehnen sich wohl alle, die unter diesen Phänomenen leiden, genau danach: endlich wieder zur Ruhe kommen zu können und die innere Hibbeligkeit, das Aufgewühltsein und die kreisenden Gedanken hinter sich zu lassen.

Aus gutem Grund gibt es vielzählige Anleitungen für freie oder geführte Entspannungen und Meditationen. Was dabei häufig aus dem Blick gerät: Der Wille bzw. Vorsatz allein reicht nicht. Je mehr du versuchst, dich gedanklich zur Ruhe zu zwingen, desto weniger klappt es in der Regel – und desto mehr steigt deine Frustration und damit wieder deine Nervosität, Anspannung und Unruhe.

Du kennst das vielleicht: Je mehr du versuchst, dich gedanklich zur Ruhe zu zwingen, desto weniger klappt es in der Regel.

In diesem Blickwinkel möchten wir deshalb ein besonderes Augenmerk darauf richten, was du tun kannst, wenn die gängigen Angebote bei dir nicht funktionieren und du nach einem Weg suchst, dich und dein Nervensystem auf sanftem, aber nachhaltigem Weg in die Balance zu bringen.

Sabines Praxisblick: Dann ist es eben unruhig!

Eine meiner Klientinnen haderte in einer unserer gemeinsamen Stunden mit sich selbst. Auf meine Frage, was genau der Anlass sei, antwortete sie: „Ich habe jetzt extra eine längere berufliche Auszeit genommen. Damit habe ich genau das, was ich schon so lange wollte, Zeit für mich! Und was mache ich mit dieser Zeit? Ich nutze sie überhaupt nicht!"

An dieser Stelle hakte ich ein. Der Begriff „nutzen" machte mich hellhörig – und das dahinterstehende Phänomen kam mir sehr bekannt vor. Die Idee als solche war ausgezeichnet gewesen: Einen Gang zurückschalten, herausfinden, was man gerne wieder einmal tun würde, neue Aktivitäten einplanen, endlich an einem Yoga-Retreat teilnehmen, wieder regelmäßig spazieren gehen, anfangen zu meditieren. Von außen betrachtet hatte meine Klientin alles richtig gemacht. Nur: Ihr Nervensystem spielte noch nicht mit. Durch die vorangegangene lange und sehr belastende Stressphase stand ihr System noch immer auf „Gelb".

Du kommst trotz perfekter Bedingungen nicht zur Ruhe? Akzeptanz und Geduld helfen – Körper und Geist müssen für die Entspannung erst bereit sein.

Besonders deutlich spürte sie das in Situationen, in denen sie körperlich zur Ruhe kam. Dann drehten die Gedanken voll auf und erzeugten in ihr innere Unruhe und Spannungszustände. Je mehr sie dagegen ankämpfte, desto stärker wurde die Unruhe – und ihre Frustration. Das war in diesem Fall sehr verständlich!

Überraschenderweise reichte ein kleiner Hinweis aus, um einen Perspektivwechsel einzuleiten. Nachdem ich meiner Klientin einige Zeit zugehört hatte, sagte ich spontan (und mit einem gewissen Augenzwinkern) zu ihr: „So what. Dann gehst du halt wütend und genervt auf die Yogamatte. Sagt keiner, dass du beim Yoga immer tiefenentspannt und zen sein musst." Wir mussten beide spontan lachen, stellten dann aber fest, dass erstaunlich viel Wahrheit in diesem ersten Impuls steckte. Das Nervensystem meiner Klientin war schlichtweg noch nicht bereit für die Ruhezeiten, die sie eigentlich eingeplant hatte.

Keine Ruhe auf Knopfdruck

Vielleicht kennst du diesen Effekt selbst: Je unruhiger die Zeiten davor waren, desto schwerer fällt es dir, von jetzt auf gleich einen Ganz zurückzuschalten und zur Ruhe zu kommen. Noch weniger funktioniert es, wenn du dir selbst den gedanklichen Befehl gibst, endlich entspannt zu sein, „weil es doch gerade so schön ist" oder „weil du dafür jetzt gerade mal Zeit hättest". Wenn dein Nervensystem noch andere Impulse empfängt, wird es entsprechend reagieren. Besonders ärgerlich ist das, wenn du im Vorfeld extra Vorkehrungen getroffen hast, um dir eine Ruhepause zu gönnen.

Etwas überspitzt dargestellt, könnte das in etwa so aussehen: Die Kinder sind versorgt, der Haushalt ist erledigt, im Job steht kein Termin mehr an, das Badewasser ist eingelassen und das Glas Rotwein steht bereit. Du platzierst noch dein Buch in Griffweite, schaltest deine Lieblingsmusik ein, steigst in die Wanne und entspannst – nicht! Trotz aller Vorbereitung und dem idealen Setting dreht dein System jetzt erst so richtig auf. Anstatt dich relaxt im warmen Wasser auszustrecken, findest du noch nicht einmal eine bequeme Position für deine Beine und durchwühlst hektisch die Schaumkronen. In deinem Buch hast du die ersten drei Sätze des Kapitels bereits zum fünften Mal gelesen, weil deine Gedanken um tausend andere Dinge kreisen. Natürlich fällt dir gerade jetzt all das ein, was du in den nächsten Tagen dringend erledigen musst. Dazwischen schießt dir immer wieder der Gedanke durch den Kopf, dass du doch jetzt endlich einmal abschalten und die Ruhe genießen könntest. Erholung? Fehlanzeige. Die gute Nachricht: Das geht vielen Menschen nach anstrengenden und belastenden Situationen so! Die Reaktion deines Körpers ist zunächst einmal ganz normal und nachvollziehbar. Wenn du sie erkennen und richtig einordnen kannst, versetzt du dich in die Lage, etwas daran zu ändern.

Die Situation akzeptieren lernen

Der erste Schritt: ein klarer Blick auf die Situation. Zunächst musst du dir darüber klar werden, was gerade in deinem Körper und Geist geschieht und woran das liegen könnte. Die innere Unruhe und die gereizte oder frustrierte Stimmung scheinen für viele zunächst aus dem Nichts zu kommen. Setzt du dich jedoch eingehender mit den Funktionsweisen deines autonomen Nervensystems auseinander, wirst du Reaktionen immer besser deuten und – in einem zweiten Schritt – beeinflussen können. So wirst du mittelfristig zum Experten für dich selbst und lernst, dich selbstständig aus Zuständen der Nervosität und Unruhe herauszuholen.

Sobald du erkennst und akzeptierst, dass dein Nervensystem in der Überaktivierung festhängt, hast du einen bedeutenden Schritt gemacht.

Was bedeutet das für unser Beispiel? Sobald du erkennst, in welchem Zustand sich dein autonomes Nervensystem befindet, und es dir gelingt, diese Situation für den Moment als gegeben hinzunehmen und zu akzeptieren, dass dein Nervensystem in der Überaktivierung festhängt, hast du einen bedeutenden Schritt gemacht. Denn genau diese Feststellung und Akzeptanz des Ist-Zustandes stellt die Basis dar, von der aus du darangehen kannst, dich Schritt für Schritt herunterzuregeln. Mit zunehmender (Selbst-) Regulation wird es dir immer leichter fallen, das gesamte Spektrum von angenehmen Aktivitäten auszuschöpfen, angefangen von sehr ruhig bis hin zu dynamisch-aktiv. Zudem baust du Dauernervosität und innere Unruhe ab. Das ist ein Prozess, der etwas Zeit in Anspruch nimmt. Diese Zeit ist allerdings zweifelsohne gut investiert!

Loslassen kann gelingen

Solange du wenig gestresst und grundsätzlich entspannt bist, ist chillen kein Problem – Eltern von Teenagern können ein Lied davon singen. In solchen Fällen gilt in der Tat die simple Gleichung: Ruhe = nichts tun = Problem gelöst. Komplett anders sieht die Sache dagegen aus, wenn du unter Dauernervosität, chronischem Stress, Unruhe und Anspannung leidest. Eine der vermeintlich leichtesten Sachen der Welt – Nichtstun – wird dann plötzlich zur Herausforderung.

Hier gilt es, Mittel und Wege zu finden, um dein (Nerven-)System auf sanftem Weg aus der Daueraktivierung und Übererregung herauszuführen. So bringst du mittelfristig deinen Körper und deine Psyche zurück in die Balance.

In diesem Blickwinkel geht es darum, wie du deinen Weg zum inneren Gleichgewicht finden kannst. Wir zeigen dir, wie du dein Window of Tolerance erweitern kannst – du hast es am Ende von Blickwinkel 2 kennengelernt. Mithilfe geeigneter Maßnahmen vergrößerst du die Zone, in der du dich mit einem Gefühl der Sicherheit und inneren Ruhe bewegst, innerhalb derer du also weder gestresst und gereizt noch genervt und frustriert bist. Die innere Ruhe ermöglicht dir, dich fallen zu lassen und ruhige Phasen zu genießen. Du kannst sie zur Regulation nutzen, steigerst dein generelles Wohlbefinden und stärkst dein inneres Gleichgewicht.

In diesem Blickwinkel geht es darum, wie du trotz Daueranspannung deinen Weg zum inneren Gleichgewicht finden kannst.

Wie also kann der Weg dorthin aussehen? Wenn du dich aktuell sehr angespannt und unruhig fühlst, hast du mit Sicherheit schon einiges versucht, um zur Ruhe zu kommen – vermutlich mit wenig Erfolg, – sonst würdest du diesen Ratgeber nicht lesen. Woran kann es also gelegen haben, dass vorherige Maßnahmen nicht funktioniert haben?

Die Erkenntnis allein genügt nicht

Sabine erlebt in ihrer Praxis immer wieder, dass ihre Klienten versuchen, die Problematik ausschließlich rational anzugehen. Dagegen ist grundsätzlich nichts einzuwenden. Durchdachtes und strukturiertes Denken ist immer hilfreich. Allerdings ist das nur ein Baustein auf deinem Weg zurück in die Balance. Das Wissen, dass du herunterkommen und aus dem Kreislauf von Daueraktivität und Stress ausbrechen solltest, ist zentral. Nur wenn du das erkannt hast, bist du dazu bereit, Veränderungen anzustoßen und selbst aktiv zu werden. Damit hast du die Grundlage für Balance und innere Ruhe gelegt.

Nun kommt jedoch der Moment, an dem dich rationale Überlegungen allein nicht weiterbringen. Möglicherweise hast du schön öfter mit dir selbst gehadert, weil es dir einfach nicht gelingt, die negativen Gedanken abzustellen oder die innere Unruhe zurückzudrängen. Hier geht es dir wie vielen anderen Menschen in vergleichbaren Situationen! Sie alle sehen mehr oder weniger deutlich, dass gerade etwas schiefläuft, dass ihre anhaltend belastende Situation nicht gut für sie ist. Wenn jedoch allein diese Erkenntnis ausreichend wäre, hätten wohl alle Betroffenen den Schritt zurück ins innere Gleichgewicht bereits getan.

Wer etwas ändern möchte, muss unbedingt ins Tun kommen!

Hier bedarf es also mehr! Besonders wichtig und meist unterschätzt: das Tun. Die beste Atemübung wird dir nichts bringen, wenn du nur über sie liest, sie jedoch selbst nie ausführst. Ausschließlich kognitiv kommst du an dieser Stelle nicht weiter. Zudem spielen bei der Entstehung von Dauernervosität und Unruhe zahlreiche Faktoren eine Rolle. Zwar lassen sich bei vielen Menschen vergleichbare Symptome beobachten, doch letztlich ist jeder Fall so individuell, dass es keine allgemeingültige Lösung gibt. Dementsprechend müssen die Wege aus diesem Zustand heraus an deine individuellen Bedürfnisse und deine persönliche Lebenssituation angepasst werden.

Sabines Praxisblick: Wie viele Bücher soll ich denn noch lesen, um mich endlich zu entspannen?

Der Kampf mit der Entspannung – dieses Problem kenne ich aus meiner Arbeit nur allzu gut. Gerade bei Menschen, die lange Belastungsphasen hinter sich haben, ist der Schritt zurück zu innerer wie äußerer Ruhe ein Thema, das an irgendeinem Punkt des Coachings eigentlich immer eine Rolle spielt und viele meiner Klienten umtreibt. In diesem Zusammenhang werde ich häufig um Lektüretipps gebeten, die ich natürlich gerne gebe. Bei einer Klientin traf ich dabei einen echten Nerv. Sie legte sich in kürzester Zeit diverse Titel zu und arbeitete sie konsequent durch.

Der Erfolg war allerdings durchwachsen: In der Theorie hatte sie sich zur Expertin entwickelt. Ihre Unruhe hatte sie jedoch noch nicht in den Griff bekommen. Ich konnte sie sehr gut verstehen. Ich bin selbst eher ein „Kopfmensch" und zudem bekennender Studien- und Wissenschaftsfan. Von daher kann ich mich für Studien, Publikationen und Fallbeschreibungen wirklich begeistern! Im Laufe meiner beruflichen Karriere habe ich vermutlich zehntausende von Seiten gelesen.

Das Wissen allein ist jedoch nur eine Komponente. Die zweite ist: das Ausprobieren. So banal es klingt: Du kannst hunderte von Büchern über Entspannung lesen und wirst dennoch innerlich weiterhin gefühlt die Wände hochgehen. Information und Wissen sind wichtig und hilfreich. Gönne dir ab und an jedoch eine Pause, was die rein rationale Betrachtung angeht, um selbst ins Tun, Experimentieren und Spüren zu kommen. Nur so wird dein System letztlich auch in der Praxis aus der Überaktivierung zurück in die Balance finden!

Der Weg vom Denken zum Tun

Zu Beginn der Reise in Richtung grüne Zone bzw. Balance und inneres Gleichgewicht möchten wir gemeinsam mit dir betrachten, warum nach sehr stressigen und belastenden Phasen der Übergang zur Ruhe eine solche Herausforderung ist. Dabei geht es vor allem um die Frage, wie du mit einem ersten Cool-down eine Basis schaffst, um von dieser aus dein System langfristig aus der Übererregung herauszuführen und so innere Unruhe und Dauernervosität zu überwinden.

Entspannungsverhinderer umgehen

Zeiten, die viel Stress verursachen, gibt es viele im Leben. Beispielsweise während oder nach deinem Schulabschluss, in einer Zeit der beruflichen Neuorientierung, im Rahmen der Familiengründung oder während einer familiären Krise oder Trennung. Aber auch im ganz normalen Familien- und Arbeitsleben gibt es immer wieder sehr stressige Phasen. In der Regel funktionieren wir in der akuten Stressphase. Der Wunsch nach Entspannung, Ruhe und Ausgeglichenheit ist zwar da und das Energielevel sinkt, dennoch schaffen wir es, weiterhin unsere Aufgaben zu erfüllen und nach außen hin vielleicht sogar den Eindruck zu erwecken, wir hätten alles im Griff und es ginge uns gut. Glücklicherweise sind solche belastenden Phasen irgendwann überwunden. Irgendwann tritt der langersehnte Moment des Aufatmens ein, wir können einen Gang zurückschalten und wieder zu Kräften kommen.

Sicher hast du solche Situationen bereits selbst erlebt. Die stressige Phase ist vorbei, doch anstatt dich darüber zu freuen und die wiedergewonnene Ruhe zu genießen, fühlst du dich körperlich wie mental ausgelaugt und leer. Selbst auf Dinge, die dir eigentlich Spaß machen, hast du keine Lust und du scheinst es fast verlernt zu haben, loszulassen. 20 Minuten lang einfach mal gar nichts tun oder hin und wieder ohne Aufgabe und nützliche Tätigkeit in den Tag hineinleben? Fehlanzeige.

Reflexion: Was verbindest du mit „Nichtstun"? Ist es für dich gleichbedeutend mit Ruhe, Entspannung und dir selbst etwas Gutes tun? Oder denkst du eher an „Faulsein", „Zeitverschwendung" und mangelnde Disziplin?

Dieses Phänomen kann eine Reihe von Ursachen haben. Sehr häufig stecken die Ansprüche, die du selbst an dich stellst, dahinter. Hier spielen unter anderem die Glaubenssätze, die du bereits in Blickwinkel 1 kennengelernt hast, mit hinein. Vielleicht kommen die Sätze wie „Du kannst doch unmöglich schon den zweiten Tag bis zehn schlafen“, „Willst du wirklich den ganzen Tag vergammeln?“, „Du hast wirklich gar keine Pläne fürs Wochenende??“ oder „Warum verschwendest du derart deine Zeit, wenn du ebenso gut etwas Produktives tun könntest?“ in den Sinn.

Ein zweiter häufiger Grund dafür, dass es dir schwerfällt, zur Ruhe zu kommen, ist das Nervensystem. Wie du in Blickwinkel 2 erfahren hast, werden zahlreiche Prozesse in deinem Körper von deinem autonomen Nervensystem gesteuert. Steht dieses noch auf Aktivierung bzw. Stress, wirst du die Auswirkungen deutlich spüren, auf körperlicher wie auf mentaler Ebene. Der Gedanke, hier den Schalter umlegen und sozusagen auf Knopfdruck vom Arbeits- in den Entspannungsmodus umschalten zu können, ist höchst attraktiv – von unserer Biologie aber leider so nicht angelegt. Deshalb benötigst du andere Strategien, um aus der Dauernervosität und Unruhe zurück in die Balance zu kommen.

Von 100 auf 0 – ein sicherer Weg gegen die Wand

Experten wie der Kölner Sportwissenschaftler Dr. Ingo Froböse kennen dieses Phänomen nur allzu gut. Sie beschreiben es als das „Manager-Syndrom“. Dieses Syndrom zeigt sich besonders oft dann, wenn du nach einer stressigen Phase in den Urlaub startest. Anstatt die verdiente Auszeit vom ersten Tag an in vollen Zügen zu genießen, wirst du erst einmal krank oder bist gereizt und genervt. Wie lässt sich das vermeiden? Froböse empfiehlt, nach längeren Stressperioden gar nicht zu versuchen, das System direkt von 100 auf 0 herunterzubremsen, sondern einen sanften Übergang zu schaffen.

Sabines Praxistipp: Entspannung und Erwartungen in Einklang bringen

Ich beobachte sehr oft, dass (vermeintliche) Erwartungen und Anspruchshaltungen eine zentrale Rolle spielen. Besonders explosiv können solche Erwartungen im Urlaub werden, etwa dann, wenn vom Partner Sätze kommen, wie: „Jetzt entspann dich doch endlich mal – kannst du nicht mal im Urlaub ein bisschen loslassen?" Allerdings braucht es für richtig schlechte Stimmung noch nicht einmal ein Gegenüber, wir machen uns diese Vorwürfe auch gern selbst.

Klienten berichten mir immer wieder, dass sie voller Vorfreude in den Urlaub starten und dann furchtbar enttäuscht sind, weil sie die Zeit einfach nicht genießen können, obwohl es doch „eigentlich so schön ist" oder „jeder sagt, wie toll ich es dort hätte".

Was hier als Erstmaßnahme hilft: die Lage akzeptieren. Du kannst nicht aus deiner Haut und fühlst dich in diesem Moment so, wie du dich gerade fühlst. Führst du dir zusätzlich vor Augen, dass dein (Nerven-)System etwas Zeit braucht, um sich an die neuen Umstände anzupassen, ist ein weiterer wichtiger Schritt getan. Idealerweise planst du deshalb Auszeiten mit etwas „Puffer" davor und danach. Gönne dir beispielsweise ein oder zwei Tage Vorlauf und Vorbereitungszeit, um herunterzufahren. Steige nach dem Urlaub ebenfalls dosiert wieder ein und plane zwei oder drei Tage, um wieder in den Arbeitsmodus zurückzukommen.

Dein perfekter Übergang in die Entspannung

Wie sähe der perfekte sanfte Übergang von Hektik, Anspannung und Aktivität in die Entspannung für dich aus? Welche Aktivitäten und Tätigkeiten würdest du – gerne auch jetzt im Moment – wählen, um schrittweise wieder mehr Ruhe in dein Leben zu bringen? Das können ganz unterschiedliche Dinge sein. Für viele ist es zum Beispiel befriedigend und entspannend, nach einer Belastungsphase erst einmal in Ruhe die Wohnung zu putzen, Dinge zu sortieren, ein paar Einkäufe zu erledigen, den Garten winterfest zu machen, Früchte einzukochen, den Kofferraum im Auto auszusaugen etc. Diese Tätigkeiten fordern uns geistig nur wenig, bieten vor allem unseren Händen Beschäftigung und erlauben es uns, uns ohne große Anstrengung zu bewegen. Gleichzeitig haben wir das Gefühl, etwas Sinnvolles zu tun, und gewinnen so auf sanfte Weise Abstand von Alltag und Arbeitsleben.

Nimm also ein Blatt Papier zur Hand, überlege, was dich entspannt, und schreibe es auf. Vielleicht kannst du das eine oder andere davon direkt umsetzen?

Die Empfehlungen zu einem graduellen Übergang sind eine erste Orientierungshilfe für die Gestaltung deiner längeren Pausen im Jahr, wie Sommer- oder Weihnachtsurlaub. Vor allem nach Phasen mit großem Druck solltest du eine Vollbremsung für dein System vermeiden.

Langer Jahresurlaub oder kurze Auszeiten?

Du weißt nun, dass du nicht von 100 auf 0 in deine Auszeit startest und hast dir vielleicht schon ein paar Dinge überlegt, die dir den Übergang erleichtern. Doch wie sieht es mit der idealen Länge dieser Auszeiten aus? Wie viel Zeit solltest du dafür mindestens einplanen? Und wie oft sollten sie stattfinden? Hier gibt es keine goldene Regel, die besagt, ab wann genau Erholung einsetzt oder was das perfekte Verhältnis von Arbeit und Ausgleich ist. Hinzu kommt, dass du vermutlich gewissen Beschränkungen unterliegst, was deine Urlaubsplanung betrifft. Neben deinen eigenen Präferenzen spielen die Vorgaben deines Arbeitgebers, Ferienzeiten und die Verpflichtungen deines Partners oder der Menschen, mit denen du den Urlaub verbringen möchtest, mit hinein. Hier wirst du Kompromisse eingehen und dich mit dem arrangieren müssen, was möglich ist.

Die Länge des Urlaubs ist zweitrangig

Um dir dennoch einige Anhaltspunkte zu geben, wie oft eine Auszeit stattfinden und wie lange diese mindestens dauern sollte, werfen wir einen Blick auf den aktuellen Stand der Forschung. Hier erlebst du vielleicht gleich die erste Überraschung: Anders als mitunter propagiert, führen nicht nur lange Urlaube zu echter Erholung. Der dreiwöchige Sommerurlaub ist nur eine Option unter vielen, um die Akkus wieder aufzufüllen. Falls deine zeitlichen Vorgaben oder dein Budget nur kürzere Unterbrechungen zulassen, ist echte Erholung und Regeneration trotzdem möglich.

> Ob drei Wochen Urlaub oder ein Wochenendtrip: Untersuchungen haben ergeben, dass die Länge eines Urlaubs keinen Einfluss auf die Erholungswirkung hat.

Heißt das im Umkehrschluss, dass Kurzurlaube völlig ausreichend sind? Oder dass es gerade diesen vielen, über das Jahr verteilten Kurzauszeiten sind, die dich dauerhaft in Balance bringen? Die Antwort liegt wie so oft dazwischen. Einmal mehr hängt viel von deinen individuellen Präferenzen und Bedürfnissen ab. Die große Bandbreite an potenziell Erfolg versprechenden – also Erholung bringenden – Möglichkeiten wird auch von wissenschaftlicher Seite bestätigt. Bezüglich der Dauer und Frequenz ist vieles möglich. Ein Ergebnis, das jedoch durchgehend in fast allen Studien zu finden ist: Ob du dich wirklich erholst, hängt davon ab, ob in deinem Urlaub ein echter Ausgleich stattfindet. Das bedeutet, du solltest a) für einen Kontrast zu deinem Alltag sorgen und b) sicherstellen, dass du Dinge tust, die dir Freude bereiten und die du als angenehm empfindest. Das ist die Basis für echte Erholung und Regeneration. Und damit die Grundlage dafür, dass du mittelfristig innere Balance findest und deine Dauernervosität und Unruhe überwindest.

Erholungseffekt

Studien zeigen, dass die Erholungswirkung in der Regel nach vier Wochen deutlich abnimmt. Das bedeutet, dass es sinnvoller ist, übers Jahr verteilt für mehrere Auszeiten zu sorgen, als nur einen einzigen großen Jahresurlaub oder die eine lange Ferienphase einzuplanen.

Regelmäßige Auszeiten zum Auftanken

Halten wir fest: Die Länge der Auszeiten ist weniger relevant, allerdings lässt nach spätestens vier Wochen der erste Effekt nach. Dauerhafte Balance wirst du somit nur dann erreichen, wenn du regelmäßig und ausreichend Erholungsphasen in deinen Alltag einbaust. Diese erlauben es dir, dich zu regenerieren und deine Kraftreserven aufzufüllen. Nur so reduzierst du langfristig Nervosität und Unruhe oder beugst ihnen idealerweise ganz vor. Denn bei der Erholung geht es keineswegs nur um körperliche Regeneration. Mentaler Stress kann dich ebenso, manchmal sogar noch stärker auslaugen als eine physische Belastung. Deshalb ist die mentale Erholung ebenso wichtig wie die rein körperliche.

In beiden Fällen gilt: Ist der Zustand der vollkommenen Erschöpfung erreicht, brauchst du lange, um wieder auf ein ausbalanciertes Grundniveau zurückzukommen. Nach Möglichkeit sorgst du deshalb schon im Vorfeld dafür, dass du nicht regelmäßig in einen Zustand gerätst, in dem dein innerer Akku vollkommen leer ist. Hierfür ist es notwendig, über längere Zeiträume hinweg Erholungspausen einzuplanen und diese bewusst in deinen Wochen-, vielleicht sogar Tagesrhythmus zu integrieren.

Unterbrechungen im (All-)Tag: Micro Breaks

Dass Pausen und Arbeitsunterbrechungen aus unserer wie aus wissenschaftlicher Sicht sinnvoll sind, sollte inzwischen klar sein. Für unser Thema ist außerdem die Dauer und Frequenz von Auszeiten auf der Mikroebene interessant, also an jedem einzelnen Tag.

Grundsätzlich lässt sich sagen, dass jeder deiner Tage zumindest eine Handvoll kurzer Unterbrechungen haben sollte, die du bewusst als Pause gestaltest und wahrnimmst. Vielleicht hast du in diesem Zusammenhang schon von den sogenannten Micro Breaks gehört. Dabei handelt es sich um kleine, über den Tag verteilte Pausen, in denen du bewusst das, was du gerade getan hast, unterbrichst, um deine Energiespeicher wieder zu füllen – so zumindest die Theorie. Bislang ist die Definition von Micro Breaks nicht standardisiert. Aktuell wird alles darunter gefasst, was eine Zeitdauer von 10 Minuten unterschreitet. Das erschwert den Vergleich zwischen den einzelnen Interventionen und Einsatzgebieten.

Unser erstes Zwischenfazit lautet deshalb: Die absolute, allein ausreichende Geheimwaffe gegen Müdigkeit und Produktivitätsverlust sind Micro Breaks nicht. Sie eignen sich jedoch als ergänzende Maßnahme, um dich mit mehr Energie durch den Tag zu bringen.

> Micro Breaks eignen sich als ergänzende Maßnahme, um dich mit mehr Energie durch den Tag zu bringen.

Hier profitierst du besonders von regelmäßigen Auszeiten

Konzentration und Produktivität: Mit diesen beiden Aspekten haben wir bereits zwei Punkte angerissen, die vor allem im beruflichen Kontext eine große Rolle spielen. Doch bei regelmäßigen Unterbrechungen deines Alltags geht es um weitaus mehr als um deine berufliche Leistungsfähigkeit! Für unser Thema von ganz besonderer Bedeutung sind diejenigen Bereiche, die dir helfen, Nervosität und Unruhe zu überwinden.

Im Folgenden stellen wir dir einige Bereiche vor, in denen du direkt wie indirekt in hohem Maße von regelmäßigen Auszeiten profitierst.

Aufnahmefähigkeit und Gedächtnis

Lernst du beispielsweise für eine Prüfung oder eine Fortbildung und verbringst dafür Stunden am Schreibtisch, stellt sich am Ende des Tages oft das Gefühl ein, du wüsstest beinahe weniger als am Morgen. Je stärker du deine Lernzeiten verlängerst, desto weniger scheint in deinem Gehirn anzukommen und vor allem dort hängenzubleiben. Das ist nicht nur dein Eindruck! Studien zufolge lernst du weitaus effektiver, wenn du nicht stundenlang durchackerst, sondern die Lerneinheiten regelmäßig durch „purposeful breaks" – zielgerichtete Pausen – unterbrichst. „Purposeful" oder „zielgerichtet" bedeutet hier, dass du mit der Pause eine gezielte und eindeutige Abwechslung schaffst. Das Entscheidende dabei: Diese Pausen sollten einen klaren Kontrast zu der Tätigkeit schaffen, die du zuvor ausgeübt hast.

Achtung: Durch deine Socia-Media-Accounts zu scrollen, ist keine echte Pause! Vielmehr verringert diese Art der Unterbrechung sogar deine Produktivität. Das ist vor allem dann der Fall, wenn du diverse Accounts permanent im Hintergrund geöffnet hast und den Feed nebenher, parallel zu deiner Arbeit oder eigentlichen Aufgabe konsumierst. In diesem Fall springst du beständig zwischen verschiedenen Themen und wirst abgelenkt, allerdings ohne dich dabei wirklich zu erholen und die Grundlage für erneutes strukturierts Arbeiten zu schaffen.

Aufmerksamkeit

Du übst Tätigkeiten aus, die deine volle Konzentration erfordern? Dann sind regelmäßige Pausen mehr als sinnvoll! Dabei ist die Länge gar nicht unbedingt ausschlaggebend. In einer diesbezüglichen Studie schnitten von den Studienteilnehmern all diejenigen besser ab, die überhaupt Pausen gemacht hatten, die Dauer war dabei eher weniger ausschlaggebend. Du siehst: Stures Durchpowern und reines Absitzen von Stunden beweist bestenfalls dein Durchhaltevermögen, wenn es um die reine Anwesenheit geht. Über deine tatsächliche Produktivität und die Qualität deiner Ergebnisse sagt es jedoch nichts aus.

Frische Energie

Derzeit genau wie die Micro Breaks als Geheimrezept angepriesen und in einschlägigen Publikationen als Erfolgsfaktor von Topmanagern präsentiert: Powernaps. Darunter versteht man eine kurze Schlafpause, 10 bis 30 Minuten lang, vergleichbar mit dem klassischen Mittagsschlaf. Solche Kurzschlaf-Unterbrechungen können erwiesenermaßen dazu beitragen, deine Energiereserven wieder aufzufüllen und dich aufmerksamer und frischer durch den Tag bringen. Ob und wie du mit ihnen zurechtkommst, musst du selbst ausprobieren. Gleiches gilt für die Frage, ob die Umsetzung in deinem aktuellen (Arbeits-)Umfeld möglich ist. Längere Schlafphasen am Tag – etwa ein oder zwei Stunden am Wochenende – sind dagegen nicht empfehlenswert. Sie stören deinen Nachtschlaf und können bestehende Schlafprobleme aufrechterhalten und verstärken.

Kreativität

Texter, Künstler, Designer und andere kreativ tätige Menschen kennen dieses Phänomen: Frei von Termindruck sprudeln die Ideen, sobald der Zeitrahmen zu eng gesteckt ist, fühlt es sich dagegen an, als sei die Kreativitätsquelle schlagartig versiegt. Hier kannst du deutlich die Auswirkungen von (zu) viel Stress auf dein Denken und deine Wahrnehmung beobachten. Nicht ohne Grund haben große Firmen, in denen es um Innovationen und kreative Ideen geht, häufig Bereiche mit Außenanlagen, Zonen der Entspannung oder sogar PC-Konsolen und Billard- oder Kickertische. Was auf den ersten Blick wie ein Marketing-Gag aussieht, ist eine lohnenswerte Investition. Sie trägt maßgeblich dazu bei, die Kreativität der Mitarbeiter zu erhalten. Selbst wenn du nicht über den Luxus einer eigenen „Playarea" verfügst, kannst du dir kleine Kreativräume oder -ecken schaffen. Ein ansprechender Blick in die Natur, ein gemütliches Möbelstück, ein inspirierendes Bild oder Poster etc. sind schon ein guter Anfang.

Weniger Stress

Pausen, Auszeit, Me-Time, Micro Breaks – egal, wie du sie benennst: Unterbrechungen deines Arbeitsalltags und deiner Routinen tragen zu Gesundheit, Ausgeglichenheit und innerer Balance bei.

Dieser Punkt versteht sich fast von selbst. Arbeitest du permanent ohne Pause durch, fühlst du dich irgendwann gestresst. Vielleicht wendest du an dieser Stelle ein: „Aber ich habe so viel zu tun – wenn ich da noch Pausen mache, komme ich überhaupt nicht mehr weiter!" Ja und nein. Du wirst zwar in der Zeit deiner Pause tatsächlich keinen weiteren Punkt auf deiner To-do-Liste abhaken. Allerdings führen regelmäßige Unterbrechungen zu schnellerem, strukturierterem und kreativerem Denken. Mit anderen Worten: Du erledigst im Anschluss deine Tätigkeiten effektiver und fühlst dich ausgeglichener. Diese Kombination wirkt sich positiv auf dein Gesamtstressempfinden aus und verleiht dir mehr Resilienz. Zudem erhöht sich insgesamt betrachtet deine Produktivität.

Gesundheit

Erholung und guter Schlaf stärken dein Immunsystem, wirken Entzündungsprozessen in deinem Körper entgegen und verringern das Risiko für diverse Krankheiten. Pausen beugen somit Krankheiten und gesundheitlichen Beschwerden vor! Das ist fraglos ein Vorteil für deinen Arbeitgeber oder deine Kunden, weil du so seltener krankheitsbedingt ausfällst. Aus unserer Sicht noch viel entscheidender: Dein eigenes Wohlbefinden verbessert sich!

Das macht eine gute Pause aus

Wie profitierst du in deinem Alltag am besten von regelmäßigen Pausen und wann genau sind sie besonders effektiv? Der Zeitmanagement-Trainer Ivan Blatter und die Medizinjournalistin Pepe Peschel haben sich intensiv mit diesen Fragen auseinandergesetzt.

Den Alltag strukturieren

Die folgende Aufzählung gibt dir einen Einblick in die Tipps und Tricks, die sie in ihren Büchern vorstellen. So kannst du selbst deinen Alltag künftig günstiger strukturieren und erlebst auf diese Weise mehr Effektivität und Produktivität – bei geringerem Energieaufwand. Das entzerrt deinen Tag, mindert Zeitdruck und senkt Nervosität und innere Anspannung.

- Stures Durcharbeiten ist sinnlos. Du kannst dich dazu zwingen, zehn oder sogar zwölf Stunden am Stück am Schreibtisch zu sitzen, dann wirst du allerdings erhebliche Zeiten genau das tun: dasitzen. Nutze solche „Hänger“ für echte Unterbrechungen! Das erfrischt dich körperlich wie geistig.
- Erschöpfung ist kein Zeichen von besonderer Produktivität. Vielleicht hast du schon einmal gehört, dass es beispielsweise in Japan als Zeichen von großem Fleiß gilt, wenn du während der Arbeit einschläfst. Das wird dort als Zeichen dafür gewertet, dass du deine gesamte Kraft der Arbeit gewidmet hast. Wie es davor und danach mit deiner Produktivität aussah, steht auf einem anderen Blatt. Lasse dich hier nicht täuschen! Studien zeigen, dass sich Müdigkeit sehr stark auf deine Konzentration sowie kognitiven Fähigkeiten auswirkt. In Summe bist du an erholten Tagen mit weniger Stunden produktiver, als wenn du bis zur Erschöpfung durcharbeitest, gegen Ende des Tages jedoch kaum mehr etwas zuwege bringst.

Der individuelle Rhythmus ist etwas unterschiedlich, doch spätestens nach 1,5 Stunden intensiver Arbeit solltest du eine Pause einlegen.

- Gestalte, sofern dein Arbeitsumfeld es zulässt, deine Pausen flexibel und passe sie an deine Bedürfnisse an. Es lässt sich zwar nicht exakt bestimmen, wie lange du konzentriert arbeiten kannst und wann du eine Pause brauchst. Die Grenzen sind fließend und der Rhythmus verläuft nicht immer gleich. Allerdings kann man ungefähr von einem 90-Minuten-Rhythmus ausgehen mit Aufstieg, (Zwischen-)Hoch, Abstieg und Zwischentief. Als Faustregel kannst du dir somit merken: Spätestens nach 1,5 Stunden ist der Moment für eine kurze Unterbrechung gekommen.
- Viele Prozesse in deinem Körper wie etwa der Schlaf oder die Hormonausschüttung unterliegen einer vorgegebenen Rhythmik. Gleiches gilt für Konzentration und Produktivität. Diese verläuft ebenfalls in Wellen. Im Durchschnitt brauchst du alle vier Stunden eine längere Ruhepause.

Finde deine Form der Regeneration

Du weißt jetzt eine Menge über die Wirkung und den Sinn von regelmäßigen Pausen. Nun geht es noch einmal um die praktische Umsetzung. Eine Frage, die dabei immer wieder aufkommt: Geht es bei Pausen nicht auch darum, einfach mal gar nichts zu tun? Denn genau das fällt vielen Menschen unter Dauerstress, Nervosität und innerer Unruhe sehr schwer. Wir haben bereits darüber gesprochen: Selbst, wenn du dich nach nichts mehr sehnst, als endlich Ruhe zu finden, treibt dich die innere Anspannung umher. „Einfach nur auf dem Liegestuhl liegen“ wird zum Kraftakt, du musst deinen Körper äußerlich förmlich zur Ruhe zwingen, während es innerlich weiter brodelt.

Wie gehst du mit dieser Situation um? In diesem Kapitel gab es bereits zwei wichtige Informationen dazu. Erstens: Eine „echte“ Pause bedeutet nichts zwangsläufig, dass du gar nichts tust. Zweitens: Ab einem bestimmten Grad der Aktivierung musst du dein Nervensystem erst langsam herunterbremsen. Der Versuch, direkt in die vollständige Ruhe zu gehen, ist zum Scheitern verurteilt.

Wann und wo wird dieser Punkt besonders relevant? Ist dein Körper in Ruhe, nimmst du physische Symptome leichter und damit häufig auch stärker wahr. Kein Wunder also, dass Menschen, die unter einer Traumatisierung, einer Stresserkrankung oder einer Angststörung leiden, Ruhe vermeiden, wann immer es geht! Solange sie aktiv sind, findet eine gewisse Ablenkung statt und die Symptome sind meist besser erträglich. In der vollkommenen Ruhe setzt dagegen schnell ein Gefühl der Überflutung ein. Die Fülle an „inneren" Reizen wird dabei fast erdrückend.

> Zwinge dich nicht dazu, es mit der absoluten Ruhe zu probieren. Wenn diese bei dir den gegenteiligen Effekt auslöst, wirst du deine innere Anspannung nur verstärken.

Wenn du bei dir etwas Ähnliches beobachtest, ist es wichtig, genau an dieser Stelle anzusetzen. Zwinge dich keineswegs dazu, es wieder und wieder mit der absoluten Ruhe zu probieren. Wenn diese bei dir den gegenteiligen Effekt auslöst, wirst du deine innere Anspannung nur verstärken. Ab einem gewissen Punkt der Übererregung ist zudem die Unterstützung durch einen Experten hilfreich und sinnvoll. Er kann regulierend eingreifen und den Prozess erheblich erleichtern. Gemeinsam könnt ihr daran arbeiten, dein System wieder daran zu gewöhnen, die Ruhe und Bewegungslosigkeit als sicher wahrzunehmen.

Ruhe will trainiert werden

Das ist ein Prozess, der seine Zeit braucht. Die Dinge hier zu allzu sehr beschleunigen zu wollen, ist sinnlos und wird dich nur jedes Mal wieder zurückwerfen. Zu Beginn sind (Atem-)Übungen und Phasen der Stille im Bereich von ein bis zwei Minuten völlig ausreichend! So verhinderst du, immer wieder in die Überflutung zu rutschen, denn dann wird aus der Ruhe ein Negativerlebnis, das mit einem starken Aktivierungs- und Stresszustand verbunden ist. Selbst wenn es anfangs frustrierend scheint, mit solch kurzen Intervallen zu beginnen: Befindet sich dein Nervensystem in der Übererregung, ist der Versuch, dich Hilfe deiner Willenskraft in die Ruhe zu zwingen, zum Scheitern verurteilt. Für die Rückkehr in die grüne Zone benötigt dein Nervensystem Zeit und wiederholte Erfahrungen der Sicherheit. Selbst wenn dir die Vorstellung, dass du Ruhe „trainieren" sollst, zunächst seltsam vorkommt: Dein Körper und dein Nervensystem benötigen hier genauso eine Anpassungsphase wie beim Sport bzw. physischen Training. Starte also analog zu den Empfehlungen aus Blickwinkel 3 auch hier nicht direkt mit dem Marathon, sondern gehe die Vorbereitung Schritt für Schritt an!

Paradoxe Reaktionen

Paradoxe Reaktionen auf Ruhe sind ein Phänomen, das insbesondere in Verbindung mit bestimmten Störungsbildern auftritt. Dazu zählen etwa die generalisierte Angststörung und die posttraumatische Belastungsstörung. Bei einer paradoxen Reaktion erleben Betroffene während des Entspannungstrainings einen Anstieg ihrer Angst und vermeiden daher solche Techniken. In abgeschwächter Form können paradoxe Reaktionen auch in anderen Fällen, z. B. bei Dauernervosität und starker innerer Unruhe, auftreten. Die Erkenntnisse aus der Therapie helfen dir, diese Phänomene einzuordnen und geben dir erste Anhaltspunkte, wie du damit umgehen kannst.

Sich langsam an die Ruhe gewöhnen

Wenn du aktuell unter Nervosität, innerer Unruhe und Anspannung leidest, hast du vermutlich schon selbst einige Versuche unternommen, diese zu bekämpfen. Ein möglicher Ansatz sind die zahlreichen Entspannungskurse, die überall verfügbar sind. Vielleicht haben sie dir geholfen – wunderbar, dann nutze sie auf alle Fälle weiter!

Wenn du mit solchen Kursen jedoch nicht zurechtkommst und dir ruhige Momente nach wie vor schwerfallen, lohnt es sich trotzdem, es weiter zu probieren und schrittweise deinen eigenen Weg in die Ruhe zu finden. Von großer Bedeutung ist dabei deine eigene Haltung: Gehst du mit der Erwartung in die Situation, dass du in Unruhe verfallen wirst, tritt diese fast zwangsläufig ein. Sei daher offen für neue Erfahrungen, probiere Übungen öfter als nur ein einziges Mal aus und lasse deinem Nervensystem die Zeit, sich nach und nach an Stille und Bewegungslosigkeit zu gewöhnen. Dabei reichen zunächst kurze Momente wie ein oder zwei Minuten, zu Beginn vielleicht sogar nur 30 Sekunden! Gehe es langsam und schrittweise an.

Deine individuelle Ruhe

Die üblichen Entspannungstechniken sind nicht die einzige Möglichkeit, zur Ruhe zu kommen. Wie bereits angedeutet, kann auch Bewegung entspannen. Beginnen wir mit einem Perspektivwechsel. Was hast du bisher mit „Ruhe“ verbunden und was sind „entspannende“ Aktivitäten für dich? Wenn dir dazu die üblichen Verdächtigen wie Sauna, Meditation, am Pool liegen, dösen, netflixen, lesen etc. einfallen, ist das kein schlechter Ansatz, aber einer, der sich definitiv erweitern lässt! Denn deine persönliche „innere Ruhe“ kann viele Gesichter haben.

Rufe dir hierfür Momente in Erinnerung, in denen du vollkommen im Einklang mit dir selbst warst und ein Gefühl des inneren Friedens verspürt hast. Vielleicht handelt es sich dabei um eher ruhige, meditative Erfahrungen. Vielleicht sind es aber auch Momente, in denen du aktiv warst, beispielsweise beim Wandern das Bergpanorama betrachtet hast, eine Radtour bei herrlichem Sonnenschein genossen hast oder beim Klavierspielen völlig in der Musik versunken bist. Kampfsportler kennen die Momente innerer Ruhe aus ihrem Training – nach außen hin sind sie in ihren Bewegungen blitzschnell und absolut präzise, im Inneren dagegen vollkommen fokussiert, präsent und in einem Zustand des Gleichgewichts. Bei all diesen Beispielen kommt der Geist zur Ruhe, obwohl der Körper in Bewegung ist. Innere Ruhe bedeutet nicht notwendigerweise komplette Bewegungslosigkeit oder gar Starrheit!

> Im Einklang mit sich sein und ganz in einer Sache aufgehen: Solche Flow-Zustände treten sehr häufig in Verbindung mit Bewegung und körperlicher Aktivität auf, verschaffen gleichzeitig jedoch ein Gefühl der inneren Ruhe.

Gestaltungsmöglichkeiten für Pausen und Regeneration

Wir haben bereits allgemein über Alternativen für gängige Entspannungsmethoden gesprochen. Im Folgenden möchten wir dir einige konkrete Maßnahmen vorstellen. Lies am besten alle einmal durch. Welche sprechen dich an? Vielleicht praktizierst du einige davon bereits? Du wirst feststellen, dass viele Vorschläge einfach umsetzbar sind, wenig Zeit benötigen und fast überall durchgeführt werden können. Vielleicht möchtest du ein oder zwei davon gleich in deine nächste Woche integrieren?

Die Kraft positiver Bilder und Erinnerungen nutzen

Rufe dir eine Situation ins Gedächtnis, in der du dich zufrieden, sicher und insgesamt wohlgefühlt hast. Das kann ein Treffen mit Freunden sein, ein Ausflug an einen besonderen Ort oder auch „nur“ ein besonders schöner Tag auf deinem Balkon. Versuche nun, die Erinnerung so lebendig wie möglich zu gestalten. Egal, um welche Situation es sich in deiner Vorstellung handelt: Schmücke sie mit allen Details und Sinneseindrücken aus, die dir einfallen. Die folgenden Fragen helfen dir dabei. Ergänze sie nach Belieben um weitere Punkte.

- Wie war das Licht?
- Welche Farben konntest du wahrnehmen?
- Hast du Geräusche gehört?
- Wie war die Temperatur?
- Konntest du die Sonne oder den Wind auf deiner Haut spüren?
- Gab es bestimmte Gerüche oder vielleicht sogar einen bestimmten Geschmack?
- Wie hat dein Körper auf die Stimmung reagiert?

Vielleicht stellst du fest, dass allein die lebhafte Erinnerung deine innere Spannung etwas reduziert oder wie sich ein Gefühl der Wärme und Weite einstellt. Genau diesen Effekt kannst du jederzeit nutzen, egal, wo du gerade bist. Das Überraschende daran: Die

Erinnerungen müssen nicht einmal real sein, deinem Gehirn ist es gleich, ob es sich um tatsächliche Erinnerungen oder imaginierte bzw. nachträglich veränderte handelt! Solltest du dich also nicht bis ins letzte Detail erinnern oder gerade kein Erlebnis im Kopf haben, das dir passend erscheint, dann kreiere gedanklich deinen persönlichen Wohlfühlort oder eine Szene, in der du absolut entspannt bist.

Zu diesen Bildern kannst du immer dann zurückkehren, wenn du dich gerade besonders gestresst fühlst oder wenn dich die Flut an Gedanken zu überwältigen droht. Viele Menschen empfinden diese Art der Visualisierung abends vor dem Schlafengehen oder direkt vor dem Einschlafen als besonders angenehm.

Grüne Natur – (fast) überall verfügbare, kostenlose Kraftquelle

Die Farbe Grün hat eine beruhigende Wirkung, wie Studien zeigen. Grün hat aber nicht nur eine positive Wirkung auf dich und deine Psyche, Bewegung in der Natur hat auch nachweislich positive Effekte auf deine Gesundheit. Doch was ist, wenn du nicht die Zeit oder ausreichend Gelegenheiten dafür hast? Eine erste Wirkung entsteht schon durch den Blick ins Grüne. Vielleicht hast du die Möglichkeit, deinen Arbeitsplatz entsprechend einzurichten, kannst einen Raum in deiner Wohnung mit Blick auf die Natur gestalten oder du kannst kurze Auszeiten an Plätzen in grüner Umgebung nehmen. Bereits mit diesen einfachen Maßnahmen und Hilfsmitteln steigerst du den „Grünfaktor“ in deinem Leben. Das Grün von außen bringt dich auch innerlich in Richtung des grünen Bereichs und damit deiner Wohlfühlzone.

Das Grün von außen bringt dich auch innerlich in Richtung des grünen Bereichs.

Meditation – Weg zu innerer Kraft?

Meditation ist für viele ein schwieriges Thema. Lange Zeit war Meditation sehr stark mit Esoterik und Spiritualität assoziiert und fiel schon allein aus diesen Gründen für viele als Option weg. Das hat sich grundlegend geändert. Seit einigen Jahren erfährt das Thema

Meditation einen regelrechten Boom. Im Zuge dieser Entwicklung ist das Angebot an Kursen, Stilen und Formaten regelrecht explodiert. Von der Smartphone-App bis hin zum mehrwöchigen Retreat, von der strengen Vipassana-Meditation bis hin zur völlig freien Körpermeditation ist alles vertreten.

Angesichts dieser enormen Bandbreite möchten wir an dieser Stelle keinen speziellen Stil herausgreifen oder empfehlen, zumal hier individuelle Präferenzen eine ganze erhebliche Rolle spielen. Grundsätzlich bietet Meditation ein großes Potenzial, wenn es darum geht, deine Gedanken zu ordnen und deinen Geist zur Ruhe zu bringen. Allerdings sind nicht alle Formate gleich gut geeignet, wenn du aktuell unter Unruhe, Anspannung und Nervosität leidest.

Nur wenn du dich wohlfühlst, gelangt dein autonomes Nervensystem in einen Bereich, in dem du Überaktivierung abbauen kannst.

Wenn du tiefer in das Thema Meditation eintauchen möchtest, solltest du etwas Geduld mitbringen und vor allem darauf achten, dass du dich wohlfühlst mit dem, was du tust. Das ist essenziell, wie bei allen anderen Aktivitäten, die wir zum Abbau von Stress, Spannungszuständen und Nervosität empfehlen. Nur wenn du dich wohlfühlst, gelangt dein autonomes Nervensystem in einen Bereich, in dem du dich selbst regulieren und Überaktivierung abbauen kannst.

Dies kann zur Herausforderung werden. Die ersten Meditationserfahrungen werden häufig neu und fremd auf dich wirken und schon allein deshalb mit einer gewissen Anspannung einhergehen. Hinzu kommt, dass viele Meditationsformen auf bestimmten Techniken beruhen, die du erst erlernen musst, damit sich die volle Wirkung entfalten kann. Eine gewisse Beharrlichkeit und regelmäßige Wiederholung sind also notwendig. Sollte das von dir gewählte Programm oder der Kurs jedoch vorsehen, dass du regelmäßig Zustände erträgst, die dir unangenehm sind und die dich zwingen, in etwas zu verharren, das bei dir Beklemmung, Panik oder Stress auslöst, ist Vorsicht geboten.

Die Wirkung von Meditation ist messbar

Die mit Meditation einhergehende Veränderung lässt sich im Gehirn messen. Das erläutert Neurofeedbackexperte Normen Schack in den Folgen 62 und 63 von Christians ichStark-Podcast (ichstark.com/62 und ichstark.com/63). So gehen Erregung, Angst und Stress mit sogenannten Beta- oder High-Beta-Wellen im Gehirn einher, während Meditation Gehirnwellen im entspannteren Alphabereich fördert. Meditation verringert die Konzentration des Stresshormons Cortisol und bei Langzeitmeditierenden schrumpft sogar die Amygdala, das Angstzentrum im Gehirn, während der Hippocampus als Gedächtniszentrum wächst.

Kreativität gibt neue Energie!

Egal ob basteln, malen, schreiben, singen oder tanzen: Kreative Tätigkeiten sind alles andere als Zeitverschwendung oder ein unnützes Hobby. Dabei spielt es keine Rolle, ob du dich auf Profiniveau bewegst oder als Anfänger Dinge neu ausprobiert. Hauptsache ist, dass der Fokus deiner Aufmerksamkeit auf etwas anderes gelenkt wird, weg von dem, was du in deinem Alltag tust, und von dem, was dich gerade besorgt oder belastet. Studien belegen sogar, dass durch künstlerische Tätigkeiten dein Cortisolspiegel sinkt. Wie weit geht dieser Effekt? Hierbei handelt es sich um ein vergleichsweise junges Forschungsfeld, deshalb bedarf es weiterer Untersuchungen, um die konkreten Wirkungsmechanismen und -stärken besser zu verstehen. Es zeichnet sich jedoch ab, dass kreative Tätigkeiten vor allem in der Prävention von Stress eine bedeutende Rolle spielen. Wenn du also ohnehin schon länger überlegt hast, dich endlich einmal wieder ans Klavier zu setzen, die Staffelei aufzustellen oder einfach nur für dich in deiner Wohnung zu tanzen – nur zu! Einmal mehr handelt es sich um eine Maßnahme, die frei von Nebenwirkungen ist und sich ohne Risiken umsetzen lässt, ein Ausprobieren lohnt sich somit auf alle Fälle!

Orte zum Wohlfühlen

Untersuchungen haben gezeigt, dass natürliche Umgebungen die Erholung von physiologischem Stress und mentaler Erschöpfung fördern.

Deine Umgebung hat Auswirkungen darauf, wie du dich fühlst. Diese allgemeine Beobachtung hast du mit Sicherheit schon unzählige Male gemacht – und zwar in beide Richtungen! So kennst du vermutlich einerseits das Phänomen, dass totale Hektik und Unruhe in deiner Umgebung dich irgendwann selbst ganz kribbelig machen. Jeder, der schon einmal in einem Großraumbüro gearbeitet oder versucht hat, sich während eines Kindergeburtstags im Hintergrund auf ein wichtiges Telefonat zu konzentrieren, kann ein Lied davon singen! Hier spielt selbstverständlich die Geräuschkulisse eine große Rolle. Subtiler, doch ebenso spürbar ist die Spannung in einem Raum mit mehreren Personen, die sich eisig anschweigen. Zwar lenken dich hier keine Geräusche ab, du wirst dich aber kaum wohlfühlen.

Zum Glück wirkt sich umgekehrt eine positive Umgebung in gleicher Weise auf dein Befinden aus. Hier sind viele Variationen möglich! Diese reichen von der friedlichen und stillen Atmosphäre an einem menschenleeren Strand über die Ruhe einer lichtdurchfluteten Kirche bis hin zu der klaren Schönheit eines liebevoll angelegten Gartens. Sie wirken fast automatisch beruhigend auf dein autonomes Nervensystem. Belebend, aber gleichermaßen wohltuend sind etwa die freudige Ausgelassenheit auf einem Fest, die mitreißende Atmosphäre bei einem Konzert oder die gemeinsame Begeisterung bei einem Sportevent.

Du siehst: Deine Stimmung hat viel damit zu tun, in welchen Umgebungen du dich aufhältst und wie du diese gestaltest. Diese Erkenntnis nutzen die meisten von uns viel zu selten. Sie stellt eine erhebliche Ressource dar, die für dich vor allem dann wertvoll ist, wenn es darum geht, mehr Gleichgewicht und Ruhe in dein Leben zu bringen. Gestalte daher vor allem die Räume, in denen du dich häufig aufhältst, möglichst so, dass sie dir den maximalen Wohlfühlfaktor bieten!

Neue Gewohnheiten etablieren

Die wichtigsten Schritte sind gemacht! Du hast dich über die vielfältigen Gestaltungsmöglichkeiten von Auszeiten informiert und die entsprechenden Rahmenbedingungen geschaffen. Jetzt bleibt nur noch die Frage: Womit anfangen? In diesem Blickwinkel haben wir dir eine Vielzahl an Vorschlägen für Pausen, Auszeit und Regeneration gegeben. Vielleicht haben wir gleich mit mehreren Ideen bei dir voll ins Schwarze getroffen, du bist voll der Motivation und brennst geradezu darauf, vieles davon auszuprobieren. Das würde uns freuen! Dennoch haben wir ein paar Empfehlungen für dich, die dir den Einstieg und vor allem das Dranbleiben erleichtern:

- Fange zunächst mit ein oder zwei Ideen an und setze diese für einige Zeit in deinem Alltag um. Damit vermeidest du, dich in den ersten Wochen zu überfordern, was zwangsläufig dazu führt, dass du bald wieder in den alten Trott verfällst, weil sich derart viel Neues mit deinen anderen Verpflichtungen nicht vereinbaren lässt.
- Bevor du dich entscheidest, womit du beginnst, überlege dir, was du in den nächsten drei bis vier Wochen realistisch umsetzen kannst. Dabei spielen auch äußere Faktoren wie das Wetter eine Rolle, wenn es um Aktivitäten im Freien geht. Konzentriere dich zunächst auf das, was jetzt sofort möglich ist, und setze dies in die Tat um.
- Was solltest du tun, wenn du etwas angefangen hast und merkst, dass es doch nichts für dich ist? Hier gilt es einen Mittelweg zu finden. Am besten legst du eine Zeitspanne oder eine Anzahl an Wiederholungen fest, in der du der neuen Gewohnheit eine Chance gibst. Wenn du nach Ablauf dieser Phase noch immer keinen Gefallen daran findest, mache etwas anderes.

- Solltest du bereits beim ersten Üben feststellen, dass eine sehr unangenehme Reaktion wie beispielsweise starke Beklemmung oder Panik einsetzt, brich die Aktivität natürlich sofort ab und lasse dich gegebenenfalls von einem Experten beraten, bevor du sie ein weiteres Mal startest.

Sabines Praxisblick: Es darf leicht sein

In meiner Arbeit erlebe ich regelmäßig, dass Klienten überrascht reagieren, wenn sie eine Übung auf Anhieb meistern oder sich nach etwas scheinbar Banalem direkt ein bisschen besser oder ruhiger fühlen. Häufig reagieren sie mit Kommentaren wie „Ach, das war es schon, so einfach ist das?" oder „Faszinierend, dass so etwas Einfaches hilft – ich hätte nicht gedacht, dass sich ohne Tabletten oder Medikamente etwas verändert". Das sind Momente, über dich ich mich immer besonders freue! Denn sie zeigen: Ja, manchmal kann – und darf! – es leicht sein. Auf dem Weg zurück in die Balance kann und wird es mühsame und anstrengende Phasen geben, die dir einiges an Durchhaltevermögen abverlangen. Gleichzeitig gibt es aber auch die Momente der Leichtigkeit, der Mühelosigkeit und der Unkompliziertheit. Nutze und genieße diese Momente!

Wie schon gesagt: Dein Weg in die Balance besteht zu einem ganzen Teil aus „Arbeit". Zu einem zweiten, mindestens ebenso wichtigen Teil besteht er jedoch darin, das Angenehme, Erholsame, Ausgleichende wiederzuentdecken – und seine Wirkung schon beim „Üben" zu spüren. Ich wünsche dir besonders dabei viel Vergnügen und hoffe, dass die Übungen schrittweise von einer lästigen Pflichtaufgabe zu einer angenehmen Belohnung und neuen Kraftquelle werden!

Blickwinkel 4: Das Wichtigste in Kürze

Wir hoffen, dir mit diesem Blickwinkel Inspirationen gegeben zu haben, wie du deine Nervosität und Unruhe mithilfe gezielter Auszeiten in den Griff bekommst. Wie in den vorherigen Blickwinkeln haben wir einige zentrale Punkte noch einmal für dich zusammengefasst.

- Unruhe akzeptieren. Je mehr du dich zur Ruhe zwingst, desto stärker entgleitet sie dir. Gelingt es dir, mit deiner Nervosität, Anspannung und Unruhe statt gegen sie zu arbeiten, verringert sich die Intensität oft ganz von allein.
- Erwartungsdruck reduzieren. Es muss dir nicht sofort alles unglaublich viel Spaß und Genuss bereiten und dich vollkommen in die Ruhe bringen. Dein System muss sich an den Genuss genauso gewöhnen wie an die Ruhe. Gib dir Zeit dafür – auch wenn dieser Schritt oft besonders schwerfällt!
- Alternativen finden. Löse dich von allzu starren Vorstellungen, wie Ruhe und Entspannung auszusehen haben! Finde die Alternativen, die dir gerade guttun.
- Regelmäßige und durchdachte Pausen einplanen. Kürzere wie längere Auszeiten sind alles andere als ein Luxus. Stelle sicher, dass die Zeiten des Ausgleichs auch in einem vollgepackten Alltag ihren Raum finden.
- Das Umfeld gestalten. Deine Umgebung hat große Auswirkungen darauf, wie du dich fühlst. Sorge beispielsweise für angenehmes Licht, eine abgedämpfte Geräuschkulisse, Pflanzen oder einen Blick in die Natur sowie für Gegenstände, die dich inspirieren.

Ruhe und Entspannung sind gerade in stressigen und belastenden Zeiten oft eine der größten Herausforderungen. Lasse dich nicht entmutigen, wenn du dich damit gerade besonders schwertust. Vielleicht hilft dir an dieser Stelle ein Umdenken: Entspannung kannst du genauso wenig „machen“ wie Schlaf. Du kannst lediglich die perfekten Rahmenbedingungen schaffen und dann die Dinge geschehen lassen. Das braucht anfangs etwas Übung, wird mit der Zeit aber immer leichter!

Blickwinkel 5: Nervöse Angewohnheiten loswerden

In den Blickwinkeln 1 bis 4 hast du viel darüber gelernt, wie du deine innere Unruhe verringern und zu mehr innerer Ausgeglichenheit kommen kannst. Jetzt soll es darum gehen, wie es dir gelingt, konkrete nervöse Gewohnheiten loszuwerden. Vielleicht waren diese „Marotten" wie Nägelkauen oder Wangenbeißen sogar der eigentliche Grund, warum du dieses Buch überhaupt gekauft hast.

Schauen wir uns zunächst einige Beispiele für lästige Angewohnheiten, die häufig in Zusammenhang mit innerer Unruhe und einem unausgeglichenen autonomen Nervensystem stehen, genauer an.

Nervöse Angewohnheiten, BFRBs, Tics: Was ist was?

Manche Menschen wippen nervös mit den Beinen, fahren sich mit den Händen durchs Gesicht, spielen an ihren Haaren, knibbeln an offenen Hautstellen, bewegen den Kopf oder den ganzen Oberkörper unruhig hin und her oder bohren in der Nase. Andere spielen unbewusst mit Stiften und anderen Gegenständen. Auf Stiften kann man zudem herumkauen, ebenso wie auf der Zunge oder Wange (Wangenbeißen, Morsicatio). Eine mit Nervosität zusammenhängende Kaumuskelaktivität kann sich außerdem in Zähneknirschen, Zähnepressen oder Kieferpressen äußern, also in den verschiedenen Formen von Bruxismus. Was viele nicht wissen: Die Aktivität im Mundbereich beschränkt sich nicht nur auf die Zähne, sondern kann beispielsweise auch mit der Zunge ausgeübt werden. Beim Zungenpressen presst man die Zunge mit Druck gegen die Zähne oder den Gaumen.

Während Daumenlutschen eher bei Kindern vorkommt, ist das Kauen an den Fingernägeln auch unter Erwachsenen weiter verbreitet, als man denkt. Etwa jeder sechste Erwachsene in Deutschland knabbert oder knibbelt an den Nägeln, manche schlucken die abgekauten Nagelstücke auch hinunter. Der Fachausdruck dafür ist Onychophagie.

Als Skin-Picking oder Dermatillomanie bezeichnet man das übermäßige Knibbeln, Kratzen und Herumdrücken auf der Haut. Betroffene verbringen zum Beispiel viel Zeit damit, Pickel auszudrücken oder andere Unreinheiten so lange zu bearbeiten, bis die Haut meistens schlimmer aussieht als vorher.

Wer nicht an der Haut knibbelt, sondern sich Haare ausreißt, leidet möglicherweise unter Trichotillomanie. Bei dieser zwanghaften Verhaltensweise endet das anfängliche Entfernen von grauen oder gesplissten Haaren mit kahlen Stellen am Kopf.

Gewohnheit oder psychische Erkrankung?

Bevor wir uns mit den verschiedenen Phänomenen genauer befassen, möchten wir eine klare Unterscheidung treffen.

- Einerseits handelt es sich bei allen genannten Beispielen um erlernte Gewohnheiten, die von Nervosität und Unruhe herrühren können. Eine Gewohnheit ist eine automatisierte Handlung, die wir aufgrund bestimmter Auslöser durchführen. In diesem Kapitel werden wir die genannten Verhaltensweisen daher mit der Gewohnheitsbrille betrachten. Wir werden also darüber sprechen, wie diese Gewohnheiten entstehen und wie du sie dir wieder abtrainieren kannst.
- Andererseits möchten wir klar darauf hinweisen: Bei einigen dieser Verhaltensweisen kann es sich um deutlich mehr als eine bloße Gewohnheit handeln. Manche von ihnen gelten als psychische Erkrankung.

Beginnen wir damit, die Begriffe richtig einzuordnen. Im Internet und auch in verschiedenen Artikeln haben solche Angewohnheiten und Tics verschiedene Bezeichnungen. Bringen wir hier etwas Licht ins Dunkel.

BFRBs: Körperbezogene repetitive Verhaltensstörungen

Beeinträchtigendes Nägelkauen, Wangenbeißen und Skin-Picking werden medizinisch als körperbezogene repetitive Verhaltensstörung bezeichnet, abgekürzt BFRB.

Das zwanghafte Haareausreißen (Trichotillomanie) und das Skin-Picking (Dermatillomanie) werden als körperbezogene Impulskontrollstörung oder körperbezogene repetitive Verhaltensstörung bezeichnet. Diese Einordnung ist gängig. Der englische Ausdruck dafür ist body-focused repetitive behaviours und wird als BFRB abgekürzt.

Im internationalen Klassifikationssystem der Krankheiten ICD-11 werden unter anderem Tricho- und Dermatillomanie, Nägelkauen und Wangenbeißen ausdrücklich als BFRBs benannt und den „Zwangsspektrumsstörungen" zugeordnet.

Wie die Psychologin und BFRB-Expertin Dr. Christina Gallinat betont, macht diese Klassifikation aus BFRBs noch lange keine Zwangsstörungen. Zwangsspektrumsstörungen weisen zwar ähnliche Symptome auf, sind aber keine Zwangsstörungen. Daraus ergeben sich wichtige Unterschiede sowohl für das Selbstverständnis von Betroffenen als auch für wirksame Therapiestrategien. So erleben BFRB-Betroffene trotz allen Leids häufig eine gewisse Befriedigung beim Bearbeiten der Haut oder durch das gleichmäßige Abknabbern der Fingernägel. Wer hingegen unter Zwangsstörungen im engeren Sinn leidet, also unter Zwangsgedanken oder Zwangshandlungen, empfindet dabei keinerlei Genugtuung. Eine gründliche und allgemeinverständliche Differenzierung bietet Dr. Gallinat in Folge 18 ihres Podcasts BFRB.care „BFRBs und Zwangsstörungen: Gemeinsamkeiten und Unterschiede".

Interessant für unseren Zusammenhang ist: Zu den besonders effektiven BFRB-Therapieansätzen zählen solche, die zugrunde liegende Gewohnheiten umtrainieren möchten, etwa die Habit-Reversal-Therapy (HRT), zu Deutsch Gewohnheitsumkehr-Therapie. Du wirst im Lauf des Kapitels mehr darüber erfahren, wie diese Ansätze funktionieren und wie du sie für dich anwenden kannst. Eine umfassende Therapie nimmt über die Gewohnheiten hinaus wichtige Faktoren wie ein geringes Selbstwertgefühl oder Herausforderungen in der Emotionsregulation in den Blick.

Wichtig: Von einer psychischen Erkrankung sprechen Ärztinnen und Mediziner nur, wenn bestimmte Diagnosekriterien vorliegen. Nicht jedes Nägelkauen bedeutet gleich eine Diagnose. Wichtige Kriterien sind, wie gut du das Verhalten steuern kannst und ob es deinen Alltag beeinträchtigt. Wenn ein Verhalten deinen Körper schädigt, du darunter leidest und du es nicht abstellen kannst, sind das Anzeichen für eine psychische Erkrankung. In solchen Fällen darfst du dir auch dann therapeutische Hilfe holen, wenn deine konkrete Verhaltensweise in keiner medizinischen Diagnoseliste ausdrücklich genannt wird.

Tic und Ticstörung

Ein Tic ist medizinisch als eine unwillkürliche Handlung definiert, die der Betroffene nicht unterdrücken kann. Vokale Tics umfassen unter anderem Räuspern, Grunzen oder das Wiederholen von Lauten. Bei motorischen Tics handelt es sich um einfache bis hin zu komplexen Bewegungen. Am bekanntesten dürfte eine starke und lang anhaltende Ausprägung der Ticstörung sein, das Tourette-Syndrom. In dessen auffälligster Variante zeigen Betroffene etwa den Mittelfinger oder sprechen lautstark Beleidigungen oder Obszönitäten aus, ohne das zu wollen.

> Ein Tic ist eine unwillkürliche Handlung, die der Betroffene nicht unterdrücken kann.

Auf die von uns genannten nervösen Angewohnheiten und BFRBs trifft die Definition eines Tics nicht zu. Wer etwa an den Fingernägeln kaut oder übermäßig an seinen Pickeln herumdrückt, kann diese Handlung in aller Regel aufschieben oder sich durch einen äußeren Reiz wie die Anwesenheit einer anderen Person davon abbringen lassen. Das ist bei einem Tic im medizinischen Sinn anders. Umgangssprachlich hingegen wird unruhiges Haaredrehen oder Beinwippen durchaus als nervöser Tick bezeichnet.

Stereotype Bewegungsstörung

Stereotype Bewegungsstörungen werden als „willkürliche, wiederholte, stereotype, nicht funktionale und oft rhythmische Bewegungen" (ICD-10) definiert. Zu typischen Beispielen zählen neben dem Sich-ins-Gesicht-Schlagen oder dem wiederholten Kopfanschlagen zwar auch Haaredrehen, Haarezupfen und Körperschaukeln, aber stereotype Bewegungsstörungen treten meist in Kombination mit Intelligenzminderung oder Störungen wie Autismus auf. Sie werden in der Medizin klar von den BFRBs unterschieden.

Wie Gewohnheiten entstehen und wie du sie verändern kannst

In diesem Blickwinkel betrachten wir BFRBs und nervöse Angewohnheiten als Gewohnheiten und lassen mögliche psychiatrische Aspekte beiseite. Die sprichwörtliche „Macht der Gewohnheit" erleben wir immer wieder in unserem Alltag. Das ist auch der Titel eines allgemeinverständlich geschriebenen Bestsellers von Charles Duhigg, der ein tieferes Verständnis von Gewohnheiten und die zugehörigen Erkenntnisse aus der Hirnforschung vermittelt.

Gewohnheiten sind deshalb so mächtig, weil sie, einmal erlernt, teilweise unbewusst ablaufen können. Dahinter steckt ein evolutionärer Vorteil, unser Gehirn spart nämlich Energie. Den dafür zuständigen Teil unseres Gehirns hat die Evolution schon früh hervorgebracht: Für das Speichern und Abrufen von Gewohnheiten ist an erster Stelle das Striatum als Teil der Basalganglien zuständig, eine uralte Struktur.

Gewohnheiten erleichtern uns den Alltag. Mit ihrer Hilfe spart das Gehirn Energie ein.

Um nervöse Angewohnheiten besser verstehen zu können, beschäftigen wir uns im Folgenden mit Gewohnheiten im Allgemeinen. Dabei wählen wir zunächst ganz bewusst Beispiele aus anderen Themenbereichen, bevor wir die Erkenntnisse auf Gewohnheiten aus innerer Unruhe und Nervosität übertragen.

Gewohnheiten erlernen – bewusst und unbewusst

Wenn du ein neues Verhalten wie das Schalten beim Autofahren lernen möchtest, erfordert das große Aufmerksamkeit. Mit dem linken Fuß die Kupplung treten und gleichzeitig mit dem rechten Arm den Knüppel für die Gangschaltung an die richtige Stelle führen, während die Augen weiterhin den Verkehr beobachten. Das verlangt unserem Gehirn eine ordentliche Leistung ab. Doch je häufiger wir diese Handlung durchführen, desto einfacher wird sie. Was für jeden Fahrschüler in den ersten Fahrstunden eine Herausforderung ist, machen erfahrene Fahrerinnen und Fahrer, ohne bewusst darüber nachzudenken. Sie können sogar gleichzeitig die Kinder auf der Rückbank fragen, wie es in der Schule war.

Solange sich das Schalten wie gewohnt durchführen lässt, läuft das erlernte Bewegungsmuster automatisch ab. Aber wehe, in einem Mietwagen ist die Gangschaltung anders angeordnet als im eigenen Fahrzeug und der Rückwärtsgang befindet sich an einer anderen Stelle. Dann führt der erprobte Bewegungsablauf nicht zum gewünschten Ergebnis. In einem solchen Moment beschäftigst du dich bewusst damit, warum die alte Gewohnheit nicht funktioniert, und korrigierst den Bewegungsablauf. Aber wahrscheinlich wird dir das bei einer der nächsten Fahrten mit diesem Auto noch einmal passieren – denn ganz so leicht lässt sie sich nicht beeindrucken, die Macht der Gewohnheit.

Beim Beispiel der Gangschaltung ebenso wie beim Erlernen anderer Bewegungsabläufe wie beim Schwimmen, Radfahren oder Turnen steht am Anfang die bewusste Absicht, etwas Neues zu lernen. Das ist jedoch nicht beim Erlernen aller Gewohnheiten so. Manche Gewohnheiten entstehen, ohne dass wir bewusst darüber nachdenken. Das kann die Art und Weise sein, wie wir am Frühstückstisch sitzen, wie wir atmen oder wie wir den Kopf beim Nachdenken zur Seite legen.

> Manche Gewohnheiten entstehen, ohne dass wir bewusst darüber nachdenken.

Andere Gewohnheiten entwickeln wir sozusagen halbbewusst. Wie reagierst du, wenn dein Partner unzufrieden guckt oder deine

Kollegin dir einen Vorwurf macht? Gibst du klein bei, machst du Gegenvorwürfe, stellst du Nachfragen, versuchst du zu beschwichtigen oder rechtfertigst du dich?

Du hast wahrscheinlich schon verschiedene Verhaltensweisen ausprobiert, vielleicht vor längerer Zeit. Dabei hast du teils bewusst, teils unbewusst bemerkt: Verhaltensweise A stellt mich mehr zufrieden als Verhaltensweise B und mit den Ergebnissen von Verhaltensweise C kann ich gar nicht gut umgehen. Deshalb hast du dir Verhaltensweise A zur Gewohnheit gemacht und reagierst heute fast automatisch damit auf einen Vorwurf. Das macht Verhaltensweise A noch lange nicht zur besten und zielführenden Verhaltensweise für ein zufriedenes Miteinander oder für die Stärkung deines Selbstwertgefühls. Aber aus verschiedenen Gründen ist sie dir zur Gewohnheit geworden. Teils bewusst, teils unbewusst.

Drei Elemente einer Gewohnheitsschleife

In seinem Buch „Die Macht der Gewohnheit. Warum wir tun, was wir tun" beschreibt Charles Duhigg, wie Gewohnheiten entstehen und wie wir sie bewusst neu gestalten können.

Ob wir eine Verhaltensweise bewusst oder unbewusst erlernen – zur Gewohnheit wird sie durch Wiederholung. Nach ausreichend Wiederholungen und Verfestigung im Gehirn lassen sich drei Elemente einer Gewohnheitsschleife unterscheiden:

1. Trigger
2. Verhaltensroutine
3. Selbstbelohnung des Gehirns

Die Verhaltensroutine ist nichts anderes als die Handlung, die du ausführst. Nach erfolgreicher Durchführung belohnt sich das Gehirn durch Ausschüttung entsprechender Hormone selbst. Für uns ist der Trigger das interessante Element. Darauf gehen wir im Folgenden ausführlich ein, denn für viele wirksame Strategien ist es wichtig, den oder die eigenen Trigger zu identifizieren.

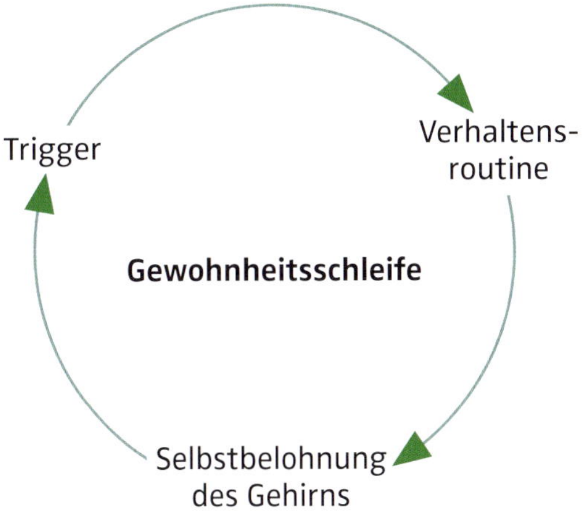

So identifizierst du deine Trigger

Am Anfang jeder Gewohnheitsschleife steht ein Trigger oder Auslöser, der die gewohnte Verhaltensweise in Gang setzt. Im Grunde kann jeder Reiz zu einem Auslösereiz für eine Gewohnheit werden, ein Geruch, ein Gefühl, ein Gedanke ... Wenn du den oder die Trigger für dein Wangenbeißen oder Haaredrehen herausfinden möchtest, kommt somit leider erst einmal sehr viel Verschiedenes in Betracht. Doch du kannst es dir etwas leichter machen. Charles Duhigg liefert dir dabei eine Hilfestellung: „Experimente haben gezeigt, dass fast alle gewöhnlichen Auslösereize in eine von fünf Kategorien fallen: Standort, Uhrzeit, emotionaler Zustand, andere Menschen, unmittelbar vorangehende Handlung.“

Den Auslösereizen auf die Spur kommen

Vielleicht weißt du schon genau, was die Trigger für deine ungeliebte Gewohnheit sind: „Immer abends nach dem Zähneputzen stehe ich vor dem Spiegel, betrachte mein Gesicht und beginne, die unreinen Stellen zu bearbeiten." So sieht die Routine mancher Skin-Picker aus. Möglicherweise ist es bei dir aber nicht so eindeutig. Die Verhaltensweise, die du loswerden möchtest, tritt in unterschiedlichen Situationen auf.

Der Hamburger Neuropsychologe Steffen Moritz empfiehlt in seinen „Tricks gegen Ticks" ein derartiges Protokoll ausdrücklich für BFRBs.

Um deinen Triggern auf die Spur zu kommen, kann es helfen, die Situationen akribisch in einem Tagebuch zu notieren. Nimm ein Notizbuch zur Hand und lege eine Tabelle mit mehreren Spalten an. Eine Vorlage für eine solche Tabelle siehst du unten.

Sobald dir bewusst wird: „Ach, jetzt kaue ich schon wieder meine Fingernägel ab!", füllst du die Spalten aus. Oder du trägst zu einem festen Zeitpunkt am Tag deine Erinnerungen ein, vielleicht nach dem abendlichen Zähneputzen: „In welchen Situationen habe ich heute auf meinen Wangen gebissen?" Einfacher ist sicherlich der unmittelbare Eintrag, bei dem du nicht in Gedanken die letzten 24 Stunden durchgehen musst. Egal, zu welchem Vorgehen du dich entscheidest: Jedes Ereignis mit der nervös-unruhigen Gewohnheit bekommt eine eigene Zeile.

Wenn du diese Tabelle über einen Zeitraum von zwei bis vier Wochen führst, können dir Muster auffallen. Möglicherweise kommst du dadurch nicht nur auf einen Auslösereiz für deine Verhaltensweise, sondern auf mehrere. Wie du später sehen wirst, ist es für einige der erfolgreichen Techniken bei körperbezogenen repetitiven Verhaltensstörungen (BFRBs) wichtig oder mindestens hilfreich, deine persönlichen Auslösereize zu kennen.

Beispiel für dein Trigger-Tagebuch

GEWOHNHEIT	DATUM	UHRZEIT	ORT	STIMMUNG/ GEFÜHL	VORANGEGANGENER KONTAKT ZU PERSON	VORANGEGANGENE HANDLUNG
Nägelkauen	6. April	14:45 Uhr	Büro	müde, gelangweilt	keiner	PC-Arbeit/ E-Mails
knibbeln an der Haut um die Fingernägel	6. April	16:30 Uhr	Auto, im Stau	genervt, gelangweilt	kurze Verabschiedung von Bürokollegin	Abfahrt von der Arbeit

Stimmung als Trigger

Die Gefühlslage spielt bei BFRBs oft eine Rolle und sollte daher als möglicher Trigger in Betracht gezogen werden. In der Studienlage gibt es Hinweise darauf, dass Betroffene von Dermatillomanie, Trichotillomanie und Co. emotional heftiger reagieren und länger brauchen, um wieder einen ausgeglichenen Gefühlszustand zu finden.

Die folgenden Gefühlslagen werden besonders oft mit BFRBs in Verbindung gebracht:

- Anspannung
- Nervosität
- Unsicherheit
- Langeweile
- Stress
- Trauer
- Angst

Falls du die oben vorgeschlagene Übung nicht durchführen möchtest, kannst du in deinem Alltag besonders aufmerksam auf diese Gefühlslagen und ihren Zusammenhang mit deinem unliebsamen Verhalten achten.

In Blickwinkel 2 hat Sabine die „grüne Zone“ des autonomen Nervensystems vorgestellt. Das ist sozusagen der Bereich, in dem es deinem autonomen Nervensystem gut geht, in dem es in Balance ist. Die Psychologin Dr. Christina Gallinat spricht von einem optimalen Erregungszustand des Nervensystems. Möglicherweise führen die oben genannten Emotionen aus einem solchen optimalen Erregungszustand heraus. Dann könnte das Wippen, Knibbeln und Kauen unbewusst eine Strategie sein, um die Emotionen und das Nervensystem zu regulieren und sich zu beruhigen oder innere Spannung abzubauen. Das funktioniert unter anderem deshalb, weil die Haut über eine Vielzahl von Nerven verfügt, gerade an den Fingern und Lippen.

Hast du den Verdacht, dass genau das bei dir der Fall ist? Dann hat deine ungeliebte Gewohnheit eine Funktion und einen Wert – allerdings auch einen Preis, wie du gut weißt. Deshalb möchtest du diese Verhaltensweise loswerden und das ist gut so. Um das schaffen zu können, wirst du eine andere Strategie brauchen, um deine Emotionen und dein Nervensystem zu regulieren. Dazu hast du in den vorangegangenen Kapiteln eine ganze Reihe von Handlungsmöglichkeiten kennengelernt. Möglicherweise ist zusätzlich eine persönliche psychologische Begleitung sinnvoll.

Christians Erfahrung: Kein Nägelkauen nach Meditation

Christian kennt das Kauen und Knibbeln an den Nägeln aus eigener Erfahrung. Er hat als kleines Kind nie am Daumen gelutscht, dafür aber schon früh damit begonnen, an den Nägeln zu kauen. Diese Gewohnheit begleitet ihn seit über 30 Jahren. Eher zufällig hat er damit aufgehört, als er täglich zu meditieren begann. Der Zusammenhang ist eindeutig, da er sich bis heute durchzieht: Wenn Christian täglich 10 bis 15 Minuten meditiert, wachsen seine Fingernägel ungestört. Nimmt er sich diese Zeit nicht, beginnt er wieder zu kauen. Offenbar hat die Meditation eine effektiv beruhigende Wirkung auf Christians Gehirn und Nervensystem.

Aufenthaltsort als Trigger

Christian hat schon einige Male von Zähneknirscherinnen oder Zähnepressern erfahren, dass sie beim Autofahren besonders viel Kaumuskelaktivität an den Tag legen. Auch für das Nägelkauen ist das Fahrzeug ein beliebter Tatort. Allerdings muss das nicht am Aufenthaltsort Auto liegen, sondern könnte darauf zurückzuführen sein, dass Autofahren sehr häufig mit Stress oder Langeweile einhergeht, die zu den oben genannten Gefühlen gehören.

> Den oder die Trigger für deine Angewohnheiten zu identifizieren, hilft dir beim Umlernen.

Wer die eigene Haut bearbeitet oder sich Haare ausreißt, tut das nicht selten vor dem Badezimmerspiegel. Andere Orte und Räume können ebenfalls als Auslösereize für BFRBs wirken, etwa der Schreibtisch oder die Toilette.

Tageszeit als Trigger

Falls dir in deinen Notizen auffällt, dass du vorwiegend im Nachmittagstief oder kurz vor dem Zubettgehen knibbelst und kratzt, kannst du dich auf diese Auslöser im Tagesverlauf gut einstellen. Das wird dir beim Anwenden der Umlernstrategien helfen.

Menschen als Trigger

Körperbezogene repetitive Verhaltensstörungen treten nicht selten in Zusammenhang mit Konflikten auf. Das müssen keine offenen Konflikte sein. In Christians Stressmanagementkursen benennen viele Teilnehmerinnen und Teilnehmer den inneren Antreiber „Mach es allen recht!“ als stark ausgeprägt. Wer den Anspruch hat, von möglichst allen Menschen positiv gesehen zu werden, meidet tendenziell Konflikte und gibt um des lieben Friedens willen klein bei – schon bevor überhaupt Streitigkeiten entstehen könnten. Innerlich kann dieses Vorgehen Unzufriedenheit, Selbstzweifel und innere Spannungen zurücklassen, die sich in BFRBs umsetzen. Möglicherweise fällt dir auf, dass du immer nach dem Kontakt zu bestimmten Mitmenschen starken Drang verspürst, an den Nägeln zu kauen oder die Zähne zusammenzupressen.

Vorangegangene Handlung als Trigger und Gewohnheitsketten

Gehst du nach dem Abendessen routinemäßig ins Bad und bearbeitest deine Haut? Dann könnte die Handlung „Abendessen“ dein Verhalten auslösen. Genauso gut kommen Abspülen oder PC-Arbeit infrage, aber auch das Einschalten des Fernsehers.

Besonderheit bei den Auslösehandlungen: Eine Handlung kann zugleich durch die vorangegangene Handlung getriggert worden sein und ihrerseits als Auslöser für die nächste Handlung fungieren. So können ganze Gewohnheitsketten entstehen. Eine Gewohnheit führt zur nächsten.

In unserem Zusammenhang kann das etwa so aussehen: Eine aufgekratzte Stimmung führt dazu, dass ich unruhig mit den Fingern spiele und mit dem Daumen über meine Fingernägel fahre. Wenn ich mit dem Daumen über meine Fingernägel fahre und eine unebene Stelle finde, spiele ich daran herum. Wenn ich an der Stelle herumspiele, fange ich an zu knibbeln. Wenn ich den Nagel so beknibbelt habe, dass ein Stück absteht, führe ich die

Hand zum Mund. Wenn ich die Hand zum Mund führe, beiße ich das hervorstehende Nagelstück ab.

Gewohnheitskette identifizieren

Gibt es auch bei deiner nervösen Angewohnheit eine solche Gewohnheitskette? Beobachte beim nächsten Mal bewusst die einzelnen Schritte und notiere sie anschließend. Eine kleinschrittige Auswertung bietet dir mehr Ansatzpunkte für Strategien, die auf das Vermeiden von Auslösereizen oder das Umtrainieren der Routinehandlung abzielen.

Weitere Trigger, die typisch für BFRBs sind

Nicht alle Auslösereize fallen in die genannten fünf Kategorien. Viele körperbezogene repetitive Verhaltensstörungen verfügen über ein eigenes Repertoire an Auslösern: Du spürst eine unebene Stelle am Fingernagel, du schaust in den Spiegel und siehst einen Pickel, du nimmt mit der Zunge eine raue Stelle auf der Lippe wahr etc.

Techniken gegen nervöse Angewohnheiten

Du weißt nun, wie eine Gewohnheit funktioniert, und kennst deine Auslösereize. Um gezielt störende nervöse Angewohnheiten zu verändern, kannst du auf verschiedene erprobte Techniken zurückgreifen. Einige davon werden in der Therapie von körperbezogenen repetitiven Verhaltensweisen eingesetzt, können aber auch bei „kleineren" Angewohnheiten eingesetzt werden.

In diesen ichStark-Podcast spricht Dr. Christina Gallinat mit Christian über BFRBs: Nägelkauen, Skin-Picking, Wangenbeißen und Co.:

Die meisten dieser gewohnheitsbezogenen Techniken lassen sich grob in drei Gruppen einteilen.

- Ansatz 1: Diese Gruppe zielt darauf ab, Auslösereize zu vermindern oder zu meiden.
- Ansatz 2: Die zweite Gruppe möchte den Beginn einer Gewohnheitshandlung erschweren und dadurch bewusst machen.

- Ansatz 3: Die dritte Gruppe koppelt die Auslösereize mit einer neuen, alternativen Gewohnheit und ersetzt auf diesem Weg die alte Gewohnheit.

Warum gewohnheitsbezogene Techniken helfen, aber nicht lösen

Die gewohnheitsbezogenen Techniken aus diesem Kapitel sind eine Ergänzung, jedoch kein Ersatz für den klugen Umgang mit Emotionen und Spannungszuständen. Das machte Dr. Christina Gallinat im Podcastinterview mit Christian an einem realen Beispiel deutlich: Eine BFRB-Betroffene hat mit einer Technik zur Gewohnheitsveränderung zwar zunächst erfolgreich ihre störende Angewohnheit überwunden – aber dann entwickelte sie eine andere BFRB. Das körperbezogene Verhalten war für sie unbewusst eine wichtige Strategie im Umgang mit starken Gefühlen.

Damit dir nicht das Gleiche passiert, empfehlen wir, die Ideen aus diesem Kapitel immer mit der Frage zu kombinieren: Welche Funktion hat meine nervöse Angewohnheit (z. B. Stressabbau, Stimulation) und wie kann ich für diese Funktion eine weniger störende Lösung finden (z. B. Stressmanagement, soziale Aktivitäten)?

Ansatz 1: Meide oder vermindere Trigger

Hast du die Übung zum Identifizieren der Auslösereize gemacht? Dann kannst du überlegen, wie du diese Auslöser reduziert oder meidest. Falls bestimmte Gefühle oder Stimmungen deine wichtigsten Trigger sind, ist das ein Großprojekt, bei dem es um Strategien zur Emotionsregulation geht und bloß nicht um ein Unterdrücken von Gefühlen. Andere Auslöser lassen sich leichter reduzieren. Die folgenden Beispiele haben wir in der Literatur, in Gesprächen und in den sozialen Medien gefunden.

Typische Trigger bei BFRBs

AUSLÖSEREIZ	IDEEN DAZU
Ungleichmäßige Fingernägel mit Ecken oder Kanten	Dünne Handschuhe tragen
Unreine Haut, Akne	Betroffene Körperstellen durch Kleidung bedecken, Spiegel abhängen, Vergrößerungsspiegel entsorgen, nur gedimmtes Licht im Bad
Krauses, splissiges, graues Haar	Mütze tragen, Kurzhaarfrisur, Haare zum Zopf binden oder hochstecken
Unruhe, Nervosität	Finger anderweitig beschäftigen (z. B. Fidget Tools), um Unruhe abzubauen

Innere Unruhe? Besonderheit bei Gefühlslage als Trigger

Es gibt also viele Vorschläge dafür, wie du Trigger meiden kannst. Als Nagelbeißer kannst du zum Beispiel dünne Handschuhe anziehen, was funktionieren kann, wenn das Wahrnehmen von kleinen Furchen in den Fingernägeln dein Hauptauslöser ist. Allerdings berichten manche Betroffene: „Die Handschuhe sind ja schön und gut. Aber wenn ich den Drang zum Knibbeln verspüre, dann ziehe ich die einfach aus." Diese Erfahrung kann darauf hindeuten, dass ein anderer Auslösereiz im Vordergrund steht.

Wir gehen davon aus, dass bei den meisten BFRB-Betroffenen die Stimmung eine große Rolle spielt. Wer innerlich unruhig ist und diese Unruhe durch Hautknibbeln abbauen kann, wird sich nicht durch Handschuhe davon abhalten lassen.

Aber auch Trigger wie Unsicherheit oder Nervosität lassen sich reduzieren. Viele Ideen dazu haben wir dir in den vorangegangenen Kapiteln vorgestellt. Das ist zwar nicht so schnell umgesetzt wie das Anziehen von Handschuhen. Aber wenn du für dich wirksame Wege findest, deinen Stress und deine Emotionen zu regulieren, wirst du wahrscheinlich deutlich seltener den Drang verspüren, an den Fingern zu knibbeln. Denn der große Trigger „innere Unruhe“ wird seltener auftreten und somit seltener das körperbezogene repetitive Verhalten auslösen.

Das Stimulus-Regulations-Modell sieht in BFRBs einen unbewussten Versuch, das Erregungslevel des Nervensystems zu regulieren. Trifft das für dich zu, können Alternativen wie Fingerspielzeug (Fidget Tools) helfen.

Eine besondere Herausforderung dabei: Das Abweichen von gewohnten Verhaltensmustern ist Stress für das Gehirn. Darauf macht der Neurowissenschaftler Alex Korb in seinem Buch „The Upward Spiral“ aufmerksam. Er beschreibt, dass es sehr unheimlich sein kann, den Gewohnheiten nicht zu folgen und stattdessen einen neuen Pfad zu bahnen. Denn wenn der gegenwärtige Zustand verändert wird, aktiviere dies die Stressreaktion.

Umgekehrt hat es eine beruhigende Wirkung, wenn wir unseren gewohnten Routinen folgen. Du darfst dich also auf eine doppelte Herausforderung einstellen, wenn du dein körperbezogenes repetitives Verhalten ändern möchtest. Erstens geht dir die Möglichkeit verloren, Stress durch Kratzen, Knibbeln und Kauen abzubauen. Und zweitens löst genau diese Umstellung zusätzlichen Stress aus. Daher brauchst du dich nicht selbst zu kritisieren, wenn die Veränderung nicht so schnell gelingt wie gewünscht. Indem du Rückschläge als normal und erwartbar annimmst, nimmst du dir den Druck.

Ansatz 2: Mach dir den Beginn der Gewohnheitsschleife bewusst

Techniken zur Gewohnheitsveränderung funktionieren am besten, wenn du den Beginn einer Routinehandlung mitbekommst und dadurch eine Chance bekommst, dich bewusst dagegen zu entscheiden. Dabei hilft alles, was deine achtsame Wahrnehmung insbesondere von aufkommenden Gefühlen verbessert. Zusätzlich gibt es konkrete Maßnahmen, die manche BFRB-Betroffene als hilfreich erleben. Solche Maßnahmen, um die Gewohnheitshandlung zu erschweren und dir bewusst zu machen, findest du in folgender Tabelle.

Gewohnheitsschleife bewusstmachen

KÖRPERBEZOGENES VERHALTEN	GEWOHNHEITSBEGINN ERSCHWEREN/BEWUSST MACHEN
Nägelkauen	Bitterer Nagellack, künstliche Fingernägel, zeitweise Verdickung der Nägel im Nagelstudio
Skin-Picking, Trichotillomanie	Kurze Fingernägel, Haut einölen, Haare einölen, lange Kleidung oder Mütze tragen
Gewohnheiten mit den Händen	Biofeedback (z. T. auch für Kaumuskelaktivität möglich), Awareness Bracelet für BFRBs (Armband, das durch künstliche Intelligenz die Bewegungsmuster lernen und den Beginn einer BFRB-Handlung signalisieren möchte)

Ansatz 3: Trainiere Gewohnheiten mit verhaltenstherapeutischen Techniken gezielt um

Die Verhaltenstherapie hat mehrere Techniken zur Veränderung von Gewohnheiten entwickelt. Wir möchten dir das Movement Decoupling und das Habit Reversal Training vorstellen. Studien belegen die Wirksamkeit beider Ansätze bei körperbezogenen repetitiven Verhaltensstörungen wie Nägelkauen und Skin-Picking.

Movement Decoupling: Bewegungsentkopplung

Professor Steffen Moritz leitet am Universitätsklinikum Hamburg-Eppendorf die Arbeitsgruppe Klinische Neuropsychologie und hat das sogenannte Movement Decoupling als Methode gegen BFRBs entwickelt. Übersetzt heißt das Bewegungsentkopplung und funktioniert so:

- Du beobachtest ganz genau den typischen Bewegungsablauf bei deiner Gewohnheit. Wie hältst du deine Finger, wenn du sie zum Nägelkauen an den Mund führst? Welchen Bogen macht dein Unterarm dabei?

- Wenn du dein Bewegungsmuster verinnerlicht hast, verknüpfst du es mit einer alternativen motorischen Folgehandlung, die du trainierst. Um beim Nägelkauen zu bleiben: Du führst deine Finger wie zum Knabbern zum Mund, aber kurz vor dem Mund ziehst du sie schnell und plötzlich zur Seite und fährst dir über die Wange oder reibst dein Ohrläppchen oder führst eine andere für dich geeignete alternative Bewegung aus.

Steffen Moritz empfiehlt, diese alternative Handlung dreimal täglich mit jeweils zehn Durchgängen zu üben. Auf diese Weise kann dein innerer Autopilot zukünftig nicht mehr ungestört das alte Muster durchführen. Der im Gehirn gespeicherte alte Bewegungsablauf wird durch die neue Bewegung irritiert. Immer häufiger wird dir kurz vor deiner ungeliebten Verhaltensweise bewusst werden, was du tust. Dann kannst du umsteuern und das neue Verhalten ausführen.

Du kannst eine Gewohnheitskette unterbrechen, indem du den ersten Teil der Bewegung zum Trigger für deine neue Gewohnheit machst.

Im Grunde unterbrichst du deine Gewohnheitskette „Finger zum Mund führen – Nägelkauen“, indem du den ersten Teil der Bewegung zum Trigger für deine neue Gewohnheit machst. Zwar bringst du dir auf diese Weise eine neue Gewohnheit anstelle der alten bei. Aber die neue ist nicht schädlich. Der große Vorteil dieser Technik besteht in der einfachen Umsetzbarkeit und den schnellen Erfolgen, die häufig schon nach zwei bis drei Wochen sichtbar sind. Aus unserer Sicht ist die Bewegungsentkopplung daher sehr gut geeignet, um durch den spürbaren Erfolg die Motivation für weitere Schritte im Umgang mit Nervosität zu bekommen.

Tricks gegen Tics von Professor Steffen Moritz

Gemeinsam mit einer Arbeitsgruppe hat der Hamburger Neuropsychologe eine genaue Erklärung und veranschaulichende Abbildungen zum Movement Decoupling zusammengestellt. Auch andere Techniken werden besprochen. Dieses Selbsthilfe-Manual in Form einer PDF-Datei kannst du auf Spendenbasis vom Universitätsklinikum Hamburg bekommen. Hier findest du eine Weiterleitung zu der entsprechenden Internetseite: https://ichstark.com/tricks

Viele weitere Informationen bis hin zu Videos findest du auf dieser Website, an der Steffen Moritz ebenfalls mitwirkt: https://www.tricks-gegen-ticks.de

Habit Reversal Training (HRT): Gewohnheitsumkehr/ Reaktionsumkehr

Auch das Gewohnheitsumkehr-Training setzt an den Auslösereizen an, um die darauffolgende Gewohnheitshandlung zu verändern. Anders als bei der Bewegungsentkopplung wird aber nicht die typische einleitende Bewegung zum Trigger für eine alternative Gewohnheit umfunktioniert. Vielmehr kann das HRT praktisch bei jedem Auslösereiz ansetzen. Daher stehen am Anfang Beobachtung und Analyse – Stichwort Achtsamkeit. Dazu kannst du die oben beschriebene Übung zum Identifizieren deiner Auslösereize einsetzen.

> Das Gewohnheitsumkehr-Training setzt an den Auslösereizen an, um die darauffolgende Gewohnheitshandlung zu verändern.

Hast du deine Trigger aufgespürt, trainierst du, das Auftreten dieser Reize im Alltag möglichst zu bemerken, und kommst deiner Angewohnheit durch ein anderes Verhalten zuvor bzw. beendest sie dadurch. Das andere Verhalten sollte dem Verhalten, das du dir abgewöhnen möchtest, entgegengesetzt bzw. inkompatibel damit sein.

Zum Beispiel ersetzt du das Pulen, Knibbeln und Kratzen durch eine starre Haltung. Viele körperbezogene repetitive Verhaltensstörungen werden mit den Händen durchgeführt. Sie sind nicht möglich, wenn du deine Hände zu Fäusten ballst oder dich auf deine Hände setzt. Wenn du beispielsweise herausgefunden hast, dass Langeweile dein Nägelkauen auslöst, ballst du deine Hände zu Fäusten und streckst die Arme nach außen, wenn du im Alltag deine Langeweile bemerkst. Somit kannst du nicht an den Nägeln kauen.

Das Habit Reversal Training hat sich in der Verhaltenstherapie bewährt. Ausgebildete Psychotherapeuten können dich bei der Umsetzung begleiten. Zwar gibt es noch zu wenige Therapeutinnen und Therapeuten, die sich mit BFRBs auskennen, so Dr. Christina Gallinat. Aber Verfahren wie das Habit Reversal Training seien nicht kompliziert und für Therapeutinnen und Therapeuten schnell erlernbar. Wichtiger sei daher eine gute Beziehung zwischen dir und deiner Psychotherapeutin oder deinem Psychotherapeuten.

Blickwinkel 5: Das Wichtigste in Kürze

- In diesem Blickwinkel haben wir nervöse Angewohnheiten vor allem unter dem Aspekt angeschaut, dass es sich dabei um Gewohnheiten handelt. Diese werden vorwiegend in den Basalganglien abgespeichert, einer evolutionär sehr alten Struktur im Gehirn. Gewohnheiten sind oft hilfreich, weil das Gehirn durch sie Energie spart. Routinen wie das nervöse Nägelkauen oder Hautaufkratzen erfüllen zwar ebenfalls eine Funktion, wir möchten sie aber trotzdem loswerden.
- Die englische Abkürzung BFRBs steht für body-focused repetitive behaviours. Als solche körperbezogenen repetitiven Verhaltensweisen bezeichnet man in der Medizin bestimmte routinemäßige Verhaltensweisen wie das übermäßige Haareausreißen oder Bearbeiten der Haut, wenn diese das Leben stark beeinträchtigen und es nicht gelingt, sie zu unterlassen.
- Zu einer Gewohnheit gehören drei Elemente. Sie wird durch einen Trigger ausgelöst, dann läuft die Gewohnheit ab und zu-

letzt belohnt sich das Gehirn bei erfolgreicher Durchführung selbst. Um deine unruhig-nervösen Routinen zu verändern, kannst du daher bei den Triggern ansetzen: Welche Auslösereize rufen dein ungeliebtes Verhalten hervor? Kannst du sie verringern oder vermeiden? Und wie kannst du lernen, sie im Alltag frühzeitig wahrzunehmen? Besonders häufige Auslösereize für körperbezogene repetitive Verhaltensweisen sind emotionale Zustände wie Angespanntheit, Stress oder Langeweile. Trifft das auch bei dir zu, dann ist es wichtig, wirksame Strategien zum Umgang mit Gefühlen und Stimmungen zu entwickeln.

- Umtrainieren lassen sich tief sitzende Gewohnheiten wie Nägelkauen oder Skin-Picking mit erprobten Methoden aus der Verhaltenstherapie. Techniken wie die Bewegungsentkopplung und das Gewohnheitsumkehrtraining zeigen ganz konkrete Schritte auf, um die Auslösereize für deine ungeliebte Gewohnheit zukünftig mit einer neuen, unschädlichen Gewohnheit zu verbinden und deine alte Routine nach und nach zu überwinden. Sie können das Entwickeln von neuen, wirksamen Strategien zur Emotionsregulation ergänzen, aber nicht ersetzen.
- Wenn du dein Nägelkauen, Knibbeln, Kratzen oder Pulen loswerden möchtest, hast du also eine ganze Menge an Möglichkeiten. Einfach ist das trotzdem nicht. Viele kauen über Jahrzehnte an den Nägeln oder bearbeiten die Haut, obwohl sie damit aufhören möchten. Du bist also nicht allein. Du brauchst dich nicht dafür zu kritisieren, wenn du nicht so vorankommst, wie du es dir vorgenommen hast. Erlaube dir ausreichend Zeit für die Veränderung, erlaube dir Rückschläge und probiere aus, welche Strategien und Methoden für dich hilfreich sind.

Erfahrungsberichte

Skin Picking

Wir haben in Social Media nach Erfahrungen im Umgang mit nervösen Angewohnheiten gefragt. Der YouTube-Nutzer „Schweißband" hat mit einem Kommentar geantwortet, den wir sehr hilfreich finden. Diesen möchten wir hier im Wortlaut wiedergeben und uns für das Teilen der persönlichen Erfahrungen bedanken!

„Hey! Ich leide schon seit Jahren an innerer Unruhe. Skin Picking ist seit Jahren Alltag. Auch Tinnitus etc. sind dabei. Was mir geholfen hat: verschiedene Fidget Tools. Meist geht es einfach darum, irgendetwas zu machen. Witzigerweise habe ich das herausgefunden, als ich mir einen Schnurrbart wachsen ließ. Wenn ich am Bart rumspiele, kann ich nicht meine Haut aufkratzen. An Fidget Tools gibt es viele verschiedene Sachen, ich mag am liebsten solche Silikon Plopper.

Ich empfehle euch, in einen Spielzeugladen zu gehen, verschiedene Dinge in die Hand zu nehmen und was euch intuitiv anspricht, einfach mal mitzunehmen und auszuprobieren.

Das selbstsabotierende Verhalten, was beim Skin Picking mitschwingt, kann man durch kleine Schnipser an den Arm oder so ganz gut ausüben. Dabei aufpassen, dass man nicht eskaliert und sich wirklich selbst verletzt. Auch Sport kann ein Ventil sein.

In Phasen, in denen ich die Dinge abgelegt hatte, habe ich täglich eine Stunde meditiert, mindestens drei Mal die Woche Sport gemacht, gesund gegessen und viele Entspannungsübungen gemacht. Gerade die tägliche Meditation ist dabei eine Art Wunderwaffe. In sehr schlimmen Phasen allerdings auch eine der schwierigsten Dinge zu etablieren." ▶▶

Andere Nutzerinnen und Nutzer haben in Social Media unter anderem folgende Erfahrungen zum Skin Picking geteilt:

„Mir hat es geholfen, die Haut am Abend mit Olivenöl einzuölen, das hat meine Narben extrem geheilt. Danach habe ich immer meine Haut abgedeckt, sodass ich sie nicht mehr sehe und es mir erschwert ist, an die Haut heranzukommen."

„In der Abizeit hab ich mir zu viel Stress gemacht und da ging es wieder los. ... Jetzt ist der ganze Stress wieder vorbei und meine Haut ist rein wie zuvor, ohne dass ich meine Produkte gewechselt habe."

Nägelkauen

„Wenn mein Freund zu Besuch ist, kann er mich ganz gut davon abbringen, nur sehen wir uns leider nur alle paar Monate. Einmal schaffte ich es für ungefähr zwei Wochen aus eigenem Antrieb, mit dem Nägelkauen aufzuhören, weil ich meinen Freunden unbedingt beweisen wollte, dass ich das auch alleine schaffen kann."

„Ich kaue in solchen Situationen oder wenn ich den starken Drang habe, an den Nägeln kauen zu müssen, ein Kaugummi. Das senkt bei mir den Stresspegel relativ gut."

WEITERE ANSÄTZE UND INSPIRATION

Gratulation! Wenn du bis hierhin gelesen hast, dann hast du dich und deine aktuelle Situation aus unterschiedlichen Blickwinkeln betrachtet und vermutlich schon mit der ein oder anderen Veränderung im Alltag begonnen. Auf einige ergänzende Aspekte, die wir nicht als eigenen Blickwinkel ausführlich behandelt haben, möchten wir dich abschließend kurz hinweisen.

Ergänzende Blickwinkel und Strategien

Ein komplexes Thema wie Dauernervosität kann man aus vielen Perspektiven durchleuchten. Die folgenden Aspekte haben es nicht in den Hauptteil des Buchs geschafft, können aber trotzdem hilfreich sein. Sie bieten dir zusätzliche Sichtweisen, die du nach deiner eigenen Einschätzung vertiefen kannst. Wie immer gilt: Wähle das aus, was sich für dich stimmig anfühlt, und vertiefe diejenigen Aspekte, die dir für deine momentane Situation am hilfreichsten erscheinen.

Arzneimittel

Medikamente können ebenfalls gegen Nervosität helfen. Die Studienlage ist allerdings uneinheitlich.

Christian hat für Blickwinkel 5 die medizinische Wissenschaftsdatenbank PubMed nach systematischen Literaturübersichten und Meta-Analysen seit 2009 zu den BFRBs Skin-Picking, Trichotillomanie und Nägelkauen ausgewertet. Dabei ist er neben bereits erwähnten verhaltenstherapeutischen Ansätzen wie dem Habit-Reversal-Training (HRT) immer wieder auf Medikamente gestoßen. Nicht alle, aber die meisten Studien stellen eine positive Wirkung von N-Acetylcystein auf Unruhe und körperbezogene repetitive Verhaltensstörungen fest. Seltener erwähnt und kritischer gesehen werden selektive Serotonin-Wiederaufnahmehemmer (SSRIs), die ansonsten vor allem bei psychischen Erkrankungen wie Depressionen, Angststörungen und Zwangsstörungen eingesetzt werden.

Eine Einnahme von Arzneien solltest du nicht ohne ärztliche Rücksprache versuchen. Zu frei verkäuflichen pflanzlichen Produkten etwa mit Baldrian, Passionsblume oder Lavendel kannst du dich in der Arztpraxis oder in der Apotheke beraten lassen.

Alkohol, Drogen und Benzodiazepine

Alkohol, Benzodiazepine und Drogen wirken auf das zentrale Nervensystem ein. So binden Alkohol und Benzos in unterschiedlicher Weise an GABA-Rezeptoren und sorgen subjektiv für eine beruhigende Wirkung. Allerdings führt dieser Weg leicht in eine Sackgasse. Die regelmäßige Einnahme führt zu einer Toleranzentwicklung. Das bedeutet, um die gleiche Wirkung zu erzielen, benötigst du schrittweise eine immer größere Menge. Auf Dauer kann es so zur Abhängigkeit kommen. Außerdem lässt die beruhigende Wirkung nach und die innere Unruhe steigt, wenn der Körper die Wirkstoffe abbaut. Für eine nachhaltige Regulation deines Nervensystems und deines Ruhe-Unruhe-Erlebens leisten dir diese vermeintlichen Helfer deshalb einen Bärendienst.

Alkohol, Benzodiazepine und Drogen sorgen subjektiv für eine beruhigende Wirkung. Allerdings führt dieser Weg leicht in eine Sackgasse.

Falls du dich daran gewöhnt hast, Unruhe mit Alkohol, Benzodiazepinen oder Drogen zu begegnen, möchten wir dich ermuntern, diese Herangehensweise infrage zu stellen. Solltest du bereits bei höheren Dosierungen angekommen sein, lass dich bitte ärztlich beraten und unterstützen, denn ein plötzliches Absetzen könnte zu kritischen Entzugserscheinungen führen.

Gesunder Schlaf

Schlaf ist enorm wichtig für deinen Körper, dein Hormonsystem und dein autonomes Nervensystem. Schlafstörungen oder zu wenig Schlaf machen dich stressanfälliger, unruhiger und gereizter. Somit können auch Schlafprobleme dem Überwinden der Dauernervosität im Weg stehen. Wir gehen im Rahmen dieses Buchs nicht näher auf Schlaf ein, möchten aber zumindest so viel sagen: Die effektivste und vor allem nachhaltigste Behandlung erfahren Schlafgestörte nicht durch Medikamente, sondern durch die Kognitive Verhaltenstherapie für Insomnie (KVT-I). Dieser Forschungsstand spiegelt sich in der offiziellen S3-Leitlinie zu Insomnie bei Erwachsenen wider.

Viele Elemente der KVT-I kannst du leicht umsetzen. Dabei geht es unter anderem um die gezielte Steuerung deiner Schlafenszeiten, deine Aktivitäten im Bett (Stimuluskontrolle) und deine Reaktion darauf, wenn du mal wach liegst.

Hier findest du weiterführende Infos zum Zähneknirschen: auf Christians Blog

und in Sabines Artikel unter

Zähneknirschen und Zähnepressen (Bruxismus)

Innere Unruhe kann sich nicht nur in Kaumuskelaktivität auswirken, sondern das übermäßige Knirschen und Pressen mit den Zähnen kann auch seinerseits Schmerzen, Stress und Aufgewühltheit verstärken. Manche Betroffene von starkem Bruxismus entwickeln sogar Angst vor dem Einschlafen, weil sie die Schmerzen am Morgen fürchten. Aber auch tagsüber reagieren viele Menschen auf emotionalen Stress mit einer Anspannung im Kieferbereich. Ausführliche Informationen zum Thema findest du auf Christians Blog „Schluss mit Zähneknirschen". Sabine hat sich in einem Artikel mit dem Zusammenhang von autonomem Nervensystem und Bruxismus befasst.

Akzeptanz- und Commitment-Therapie (ACT)

Studien belegen die Wirksamkeit der Akzeptanz- und Commitment-Therapie bei körperbezogenen repetitiven Verhaltensstörungen. Seinen Namen hat dieser jüngere psychotherapeutische Ansatz daher, dass Patientinnen und Patienten auf der Grundlage individueller Werte eine Akzeptanz für bestimmte unerwünschte Ereignisse und Gefühle entwickeln (Acceptance) sowie eine Selbstverpflichtung eingehen, sich für sich selbst einzusetzen (Commitment). Angestrebt werden nachhaltig hilfreiche Strategien für den Umgang mit unangenehmen inneren Erlebnissen und Gefühlen anstelle von anderen nur kurzfristig wirksamen Verhaltensweisen wie sozialem Rückzug oder Spannungsabbau durch Hautbearbeiten, Nägelkauen und andere BFRBs. Speziell geschulte Psychotherapeutinnen und -therapeuten bieten die Akzeptanz- und Commitment-Therapie an.

Falls du unter körperbezogenen repetitiven Verhaltensstörungen leidest, können dir aber auch Psychotherapeutinnen und -therapeuten aus anderen Fachrichtungen helfen. Eine Spezialisierung, etwa auf ACT, ist keine Voraussetzung für eine erfolgreiche Therapie.

Ernährung und Nahrungsergänzungsmittel

Essen gegen Stress, Frust, Langeweile oder Traurigkeit – die meisten von uns kennen das! Wir essen dann nicht aus Hunger, sondern aus einem bestimmten Gefühlszustand heraus. Dabei greifen wir auf Lebensmittel mit hohem Zucker- oder Fettgehalt zurück, wie Süßigkeiten, Chips oder frittierte Snacks. Leider ist das eintretende Zuckerhoch oder Gefühl der Befriedigung schnell wieder vorbei. Außerdem führt dieser Ansatz leicht zu den berühmten Frustkilos und maskiert lediglich das zugrunde liegende Problem, anstatt es zu lösen.

Deshalb ist es hilfreicher, Lebensmittel zu wählen, die sich günstiger auf deine Nährstoffbilanz sowie auf deine Stimmung auswirken. Auf diese Weise unterstützt du über die Ernährung deinen Weg zurück in die Balance zusätzlich.

So wird bei Stress grundsätzlich empfohlen, Obst und Gemüse zu essen. Wie stark der Effekt tatsächlich ist, muss noch durch Studien belegt werden. Doch mit einer ausgewogenen Ernährung stärkst du zweifelsohne deine Gesundheit und versorgst deinen Körper mit wichtigen Nährstoffen, etwa Vitaminen und Mineralstoffen. Diese wirken Entzündungen und oxidativem Stress entgegen und können so auch eine positive Wirkung auf deine Stimmung haben. Zu den potenziell hilfreichen Lebensmitteln zählen neben Obst und Gemüse etwa Nüsse und Samen, komplexe Kohlenhydrate und fetthaltiger Fisch.

Darüber hinaus kann es hilfreich sein zu überprüfen, ob du ausreichend mit allen wichtigen Mineralstoffen versorgt wirst. Bei Dauernervosität und innerer Unruhe wird vor allem Magnesium eine zentrale Rolle zugesprochen. Auch hier ist noch zu klären, wie ausgeprägt diese Wirkung ist. Einmal mehr gilt: Achte auf eine sinnvolle, ausreichende Versorgung, aber vermeide Überdosierung.

Mehr zu Biofeedback erfährst du in Christians ichStark-Podcast:

Biofeedback und weitere apparative Methoden

Biofeedback macht sich technische Möglichkeiten zunutze, um dir die in deinem Körper auftretenden Prozesse zu verdeutlichen. So schulst du zunächst deine Wahrnehmung und lernst, die gewöhnlich autonom ablaufenden Vorgänge zu beeinflussen. Die Technik des Biofeedbacks ist mittlerweile fester Bestandteil in vielen Therapiekonzepten. Das gilt nicht zuletzt bei Beschwerden, bei denen ein Zusammenhang zwischen Stress, Unruhe und grundsätzlicher Belastung sowie den auftretenden Symptomen besteht. Das ist etwa bei Migräne und Muskelverspannungen der Fall. Hier wird Biofeedback bereits erfolgreich eingesetzt. Die Betroffenen lernen, durch eine visuelle oder akustische Rückmeldung autonome Funktionen wie Muskelspannung und Blutfluss willentlich zu beeinflussen und so Schmerzen sowie Migräneanfällen vorzubeugen.

Die zugrunde liegenden Techniken werden derzeit stark weiterentwickelt und zunehmend in anderen Kontexten eingesetzt. Inzwischen gibt es sogar spezielle Meditationsformen, die auf die technischen Möglichkeiten von Bio- bzw. Neurofeedback zurückgreifen.

Sexualität und Partnerschaft

Manche Menschen sprechen von „Entspannungssex", wenn sie Stress durch Sexualität abbauen. Tatsächlich helfen körperliche Nähe und Erregung einigen Gestressten dabei, runterzukommen. Andere Menschen möchten sich dagegen erst dann auf körperliche Nähe einlassen, wenn die innere Unruhe abflaut. Für sie ist Stress ein Verhinderer von Sexualität. Wir möchten an dieser Stelle nur kurz auf diese unterschiedlichen Erlebnisweisen hinweisen und dich ermutigen, in Partnerschaften behutsam und offen damit umzugehen. Was übrigens allen Menschen gemein ist: Chronischer Stress verringert die Libido.

Innere Anspannung bei Hormonschwankungen

Falls du gerade schwanger bist, in den Wechseljahre oder aus anderen Gründen Hormonschwankungen erlebst, können diese der Grund für innere Unruhe und Anspannung sein. Dann können die Tipps aus diesem Buch zwar trotzdem helfen, aber möglicherweise ist ein Gespräch mit einem Arzt oder einer Ärztin zur hormonellen Situation deines Körpers noch wichtiger.

Physische Erkrankungen als Ursache von innerer Unruhe

Das Wechselspiel von Unruhe und körperlichen Phänomenen ist keine Einbahnstraße: Stress und Dauernervosität können nicht nur zu körperlichen Krankheiten führen, sondern auch von diesen verursacht werden. Daher sprich bitte mit dem Arzt oder der Ärztin deines Vertrauens über deine innere Unruhe und lass gegebenenfalls körperliche Parameter kontrollieren, um Erkrankungen auszuschließen oder frühzeitig festzustellen und damit behandelbar zu machen.

So überwindest du Motivationstiefs, Hindernisse und Durststrecken

Dauernervosität baut sich meist über längere Zeiträume auf. Genauso verläuft der Weg hinaus über einen längeren Zeitraum.

Dauernervosität baut sich über längere Zeiträume auf. Genauso verläuft der Weg hinaus über einen längeren Zeitraum und beinhaltet die ein oder andere Schwankung. Das ist ganz normal und Teil des Prozesses! Dennoch können diese Schwankungen und vermeintlichen Rückschläge frustrieren und zum Aufgeben verleiten, insbesondere dann, wenn du schon viel probiert hast, ohne wirklich eine Lösung zu finden.

Deshalb möchten wir dir hier ein paar Gedanken mitgeben, die es dir leichter machen, durchzuhalten oder wieder anzufangen, wenn es zwischendurch einmal etwas holpriger und zäher läuft.

- Ein Blick hinter die Fassade hilft! Betrachten wir Facebook, Instagram und Co., gewinnen wir leicht den Eindruck, dass es bei allen anderen blendend läuft und nur wir unter den Umständen leiden oder den Dauerstress nicht mehr ertragen. Doch wie viele von diesen Menschen kennst du persönlich und wirklich gut? Ergibt sich ein offenes und aufrichtiges Gespräch, zeigt sich häufig, dass sich viel mehr Menschen in der gleichen Situation befinden, als du glaubst – und umgekehrt möglicherweise sogar von dir gedacht haben, dass du die Dinge viel besser meisterst als sie selbst!
- Der Weg aus der Nervosität heraus verläuft nicht linear. Das bedeutet: Auf eine Reihe von „guten" Tagen können durchaus einige eher unruhig-angespannte Tage folgen. Gelingt es dir, diese als Teil des Weges zu sehen, kannst du leichter mit ihnen umgehen, als wenn du sie direkt als Zeichen deines Scheiterns einordnest.
- „Es geht ja gar nichts voran!" Gerade während eines Tiefs entsteht schnell der Eindruck, dass sich gar nichts bewegt und deine Anstrengungen vollkommen nutzlos waren. Hier hilft das Führen eines Tagebuchs. Hältst du regelmäßig selbst kleine Er-

folge fest, kannst du bei Bedarf zurückblättern und feststellen, dass sich vielleicht doch schon viel mehr verändert hat, als dir momentan bewusst ist.

- Behalte deine Flexibilität! Erzwungene Planänderungen sind ärgerlich und erzeugen potenziell Stress. Allerdings gibt es in jedem Leben Ereignisse, die unvorhersehbar sind und eine Planänderung erfordern. Das könnte eine Verletzung sein, die deine Sportambitionen durchkreuzt, ein Notfall in der Familie, um den du dich kümmerst, eine Veränderung in deiner beruflichen Situation, die einen Großteil deiner Energie in Anspruch nimmt, etc. Es ist vollkommen verständlich, wenn sich bei dir im ersten Moment Frust und Verärgerung einstellt. In einem zweiten Schritt kann es hilfreich sein, zu wissen, dass Hindernisse fast überall auftreten und selbst Profis gezwungen sind, ihre Pläne regelmäßig anzupassen. Berücksichtigst du von Anfang an, dass eine gewisse Flexibilität notwendig ist, und bereitest dich geistig darauf vor, bei Bedarf zu reagieren, fällt der Umgang mit Hürden und Hindernissen viel leichter.
- Teamwork ist erlaubt! Oft haben wir den Eindruck, alles selbst schaffen zu müssen – gerade dann, wenn uns eine Situation insgeheim peinlich ist und wir uns beispielsweise dafür schämen, von den Umständen so gestresst zu sein. Vielfach haben gute Freunde, Familienmitglieder, Coaches etc. aber weitaus mehr Verständnis, als wir zunächst glauben, und sind gerne bereit, uns zu unterstützen. Oft helfen schon die Möglichkeit, mit jemandem offen reden zu können, und das Wissen, dass du die Fassade des Perfektionismus auch mal ablegen und „Schwäche“ zeigen darfst. Suche dir Menschen als Unterstützer, die dir guttun und die dir ein sicheres Gefühl vermitteln. Lege dann Abschnitte deines Veränderungswegs gemeinsam mit diesen Begleitern zurück. Zusammen fällt vieles leichter, als wenn du alles als reiner Einzelkämpfer angehst!

> Suche dir Unterstützung. Mit einem vertrauten Menschen an der Seite ist es viel leichter, Veränderungen anzugehen und durchzuhalten.

Nur Mut – Veränderung ist möglich!

Wir laden dich dazu ein, dir aus den fünf Blickwinkeln dieses Buchs diejenigen Ansätze auszusuchen, die dich besonders ansprechen.

Du bist nun am Ende des Ratgebers angelangt und konntest hoffentlich die ein oder andere Inspiration für dich mitnehmen! Vielleicht fühlst du dich aber auch etwas erschlagen von den unterschiedlichen Ansätzen und Methoden, die wir für dich gesammelt haben. Der Versuch, jetzt sofort möglichst viel davon umzusetzen, kann stressig und frustrierend werden. Daher möchten wir den Gedanken aus der Einleitung noch einmal aufgreifen: Wir laden dich ausdrücklich dazu ein, dir aus den fünf Blickwinkeln dieses Buchs jeweils diejenigen Ansätze auszusuchen, die dich besonders ansprechen. Das kann eine Idee pro Blickwinkel sein, du kannst aber auch aus dem ganzen Buch erst einmal nur eine einzige Idee aussuchen und umsetzen. Wie auch immer du dich entscheidest: Wir wünschen dir viele kleine und große Erfolge, neue Erfahrungen und Momente der Balance.

Die besten Chancen für eine anhaltende Veränderung hast du, wenn du konkrete Maßnahmen in den Alltag integrieren kannst. Die meisten Maßnahmen entfalten ihre Wirkung besser, wenn sie regelmäßig und eher häufig, also beispielsweise täglich einmal kurz, vorkommen, anstatt alle zwei Wochen ganz ausführlich. Das gilt für die fünfminütige Meditation am Tag genauso wie für das Analysieren der heutigen Stresssituationen oder das gezielte Umtrainieren von Gewohnheiten. Sei aber großzügig zu dir selbst und verurteile dich nicht, wenn etwas doch einmal nicht klappt oder zeitlich nicht mehr passt. Nimm nach einer solchen Unterbrechung einfach den Faden wieder auf – so gehst du Schritt für Schritt in deinem Tempo deinen Weg weiter. Dieser wird übrigens zunehmend leichter werden, weil du nach und nach neue Gewohnheiten entwickelst.

Falls du dir vornimmst, eine bestimmte Maßnahme jeden Tag umzusetzen, kannst du deine Motivation durch eine optische Belohnung unterstützen. Zum Beispiel kannst du in einem kleinen

Monatskalender jeden Tag einkreisen, an dem du dein Vorhaben geschafft hast. Wenn du mehrere Tage nacheinander eingekreist hast, entsteht eine kleine Kette. Hast du dann mal so gar keine Lust, kannst du auf den Kalender schauen und dich fragen: Möchte ich diese Kette meiner kleinen Erfolge wirklich unterbrechen? Wenn ich es schon so viele Tage geschafft habe, dann werde ich mich auch heute dazu aufraffen können! Statt eines Kalenders kannst du dafür auch eine App verwenden. Du findest solche Apps mit Suchbegriffen wie „Don't break the Chain", „Habit Tracker" oder „Gewohnheitstracker".

Möglicherweise fragst du dich, wie lange es dauern wird, bis du die Dauernervosität losgeworden bist. Das hängt stark von deiner individuellen Situation und deinen Möglichkeiten für Veränderungsschritte ab. Lang anhaltende Unruhe zu verändern, kann manchmal schneller gehen als gedacht, kann aber auch etwas mehr Zeit in Anspruch nehmen. Vielleicht gelingt dir der ein oder andere Schritt recht schnell, andere ziehen sich dafür in die Länge oder es kommt etwas dazwischen, was dich gefühlt wieder drei Schritte zurückwirft. Möglicherweise haderst du gerade auch noch mit dir, weil dir der Einstieg nicht so recht gelingen will, oder du dir zwar vornimmst, Dinge umzusetzen, sie dann aber doch immer wieder verschiebst. Daher möchten wir dir zum Abschluss Mut machen: Veränderung ist möglich – für jeden von uns!

Wir wünschen dir gutes Gelingen, wertvolle Erkenntnisse und vor allem auch ein bisschen Spaß und Vergnügen beim Ausprobieren, Entdecken und Erleben. Und natürlich: alles Gute für deinen Weg raus aus der Dauernervosität und zurück in die Balance!

Sabine und Christian

Quellen und weiterführende Informationen

Quellenangaben, Buchtipps, hilfreiche Internetseiten und Podcasttipps haben wir für dich nach den Blickwinkeln des Buchs geordnet.

Einleitung

Ärzteblatt, Menschen in Deutschland stehen häufiger unter Stress, https://www.aerzteblatt.de/nachrichten/129627/Menschen-in-Deutschland-stehen-haeufiger-unter-Stress.

AWM, Arbeitsgemeinschaft der Wissenschaftlichen Medizinischen Fachgesellschaften e.V., https://www.awmf.org/.

Harari, Yuval Noah, Eine kurze Geschichte der Menschheit, Pantheon 2015.

Lieberman, Daniel, Unser Körper, Geschichte, Gegenwart, Zukunft, Fischer Taschenbuch 2018.

Neurologen und Psychiater im Netz, Informationsportal zur psychischen Gesundheit und Nervenerkrankungen, https://www.neurologen-und-psychiater-im-netz.org/.

Tlusty, Ann-Kristin, Der Burn-out hat eine lange Geschichte, https://www.deutschlandfunkkultur.de/erschoepfung-geschichte-burn-out-100.html.

Blickwinkel 1

Bamberger, Christoph, Stress-Intelligenz, So finden Sie Ihren optimalen Stress-Level und gewinnen Lebensenergie, Knaur 2007.

Blatter, Ivan, Arbeite klüger – nicht härter!, humboldt 2020.

Blatter, Ivan, Zeitmanagement ist gescheitert!, ichStark-Podcast 35, https://ichstark.com/35.

Brierley et.al., Lifestyle Interventions in the Treatment of Obsessive-Compulsive and Related Disorders: A Systematic Review, in: Psychosom Med. 2021 Oct 1;83(8):817-833.

Feller, Benita, Brepohl, Michael, Lebe lieber selbstbestimmt, humboldt 2018.

Feller, Benita, Selbstbestimmt leben über die Blasentechnik, ichStark-Podcast 02, https://ichstark.com/02.

Kaluza, Gert, Gelassen und sicher im Stress. Das Stresskompetenz-Buch - Stress erkennen, verstehen, bewältigen, Springer 2007.

Koch, Christian: Adrenalin und Cortisol: Wie Stresshormone uns helfen. Über die guten und die nicht so guten Seiten von Stress, ichStark-Podcast 31, https://ichstark.com/31.

Löhr, Bettina, Strategien zur Stressbewältigung bei akutem und chronischem Stress, https://www.aok.de/pk/magazin/wohlbefinden/stress/stressbewaeltigung-tipps-fuer-akuten-und-chronischen-stress/.

Manunzio, Ursula, Wie dein Herz gesund bleibt, ichStark-Podcast 49, https://ichstark.com/49.

Meichenbaum, Donald, Intervention bei Stress: Anwendung und Wirkung des Stressimpfungstrainings, Hans Huber 2014.

Nunius, Sabine: „Befriend your nervous system“: Das autonome Nervensystem verstehen und beeinflussen, ichStark-Podcast 53, https://ichstark.com/53.

Blickwinkel 2

Dana, Deb, Arbeiten mit der Polyvagal-Theorie: Übungen zur Förderung von Sicherheit und Verbundenheit. G. P. Probst 2021.

Deutscher Allergie- und Asthmabund, Lippenbremse und Kutschersitz, https://www.daab.de/blog/2018/09/lippenbremse-und-kutschersitz-hilfe-bei-atemnot/.

Deutsches Hyperhidrosezentrum DHHZ®, Vegetatives Nervensystem und Anatomie, https://www.dhhz.de/sympathikus-op/nervensystem-ops/.

Dorsch, Lexikon der Psychologie, https://dorsch.hogrefe.com/stichwort/somatic-marker-hypothese.

Dorsch, Lexikon der Psychologie, https://dorsch.hogrefe.com/stichwort/herzratenvariabilitaet-hrv.

Estroff, Marano Hara, Our Brain’s Negative Bias, Why our brains are more highly attuned to negative news, https://www.psychologytoday.com/us/articles/200306/our-brains-negative-bias.

Hedley, Gil, Dorsal, ventral Vagus „Nerve?“, https://www.youtube.com/watch?v=Vu9sM7KPUMw.

Johnson, R.L., Wilson, C.G., A review of vagus nerve stimulation as a therapeutic intervention. J Inflamm Res. 2018 May 16;11:203-213. doi: 10.2147/JIR.S163248.

Perciavalle, V., Blandini, M., Fecarotta, P., Buscemi, A., Di Corrado, D., Bertolo, L., Fichera, F., Coco, M. (2017), The role of deep breathing on stress. Neurological Sciences, 38(3), 451–458. https://doi.org/10.1007/s10072-016-2790-8.

Porges, S.W., The polyvagal perspective. Biol Psychol. 2007 Feb;74(2):116-43. Doi: 10.1016/j.biopsycho.2006.06.009.

Porges, S.W., The Role of Social Engagement in Attachment and Bonding A Phylogenetic Perspective, https://citeseerx.ist.psu.edu/viewdoc/download?doi=10.1.1.207.7717&rep=rep1&type=pdf.

Schmerzklinik Kiel, Biofeedback in der Migräne- und Kopfschmerztherapie, https://schmerzklinik.de/biofeedback-in-der-migraene-und-kopfschmerztherapie/.

Spektrum.de, Lexikon der Neurowissenschaft, https://www.spektrum.de/lexikon/neurowissenschaft/vagus/13492.

Spektrum.de, Lexikon der Neurowissenschaft, https://www.spektrum.de/lexikon/neurowissenschaft/vegetatives-nervensystem/13542.

Blickwinkel 3

Ärzteblatt.de, WHO gibt neue Aktivitätsempfehlungen heraus, https://www.aerzteblatt.de/nachrichten/118657/WHO-gibt-neue-Aktivitaetsempfehlungen-heraus-fuer-die-Gesundheit-zaehlt-jede-Bewegung.

Associated Bodywork & Massage Professionals (ABMP), http://www.massageandbodyworkdigital.com/i/1476304-september-october-2022/42?

Börner, D., Klinger, W., Netzwerk Faszien – use it or lose it. Hands on 2019; 1: 25, https://doi.org/10.1055/a-0977-1295.

Fitforfun.de, Faszientraining: So bringst du dein Bindegewebe in Bestform, https://www.fitforfun.de/workout/yoga-und-co/faszien-faszien-pilates-158964.html.

Fossati, C., Torre, G., Vasta, S., Giombini, A., Quaranta, F., Papalia, R., Pigozzi, F., Physical Exercise and Mental Health: The Routes of a Reciprocal Relation. Int J Environ Res Public Health. 2021 Nov 24;18(23):12364. Doi: 10.3390/ijerph182312364.

Hughes, Lee (2021), A Review of the Existing Literature on the Positive and Negative Aspects of Sports on the Psychology of People. https://www.researchgate.net/publication/352270122_.

Khorvash, M., Askari, A., Rafiemanzelat, F., Botshekan, M., Khorvash, F., An investigation on the effect of strength and endurance training on depression, anxiety, and C-reactive protein's inflammatory biomarker changes. J Res Med Sci. 2012 Nov;17(11):1072-6. PMID: 23833584; PMCID: PMC3702091.

Miki, Andrew., Mental Fitness explained by a CBT psychologist, https://www.starlingminds.com/mental-fitness-explained-by-a-cbt-psychologist/.

Newman, Tim, What does being physically fit mean?, https://www.medicalnewstoday.com/articles/7181.

OConnor, Patrick, Herring, Matthew, Adrian, Amanda (2010), Mental Health Benefits of Strength Training in Adults. American Journal of Lifestyle Medicine. 4. 377-396. 10.1177/1559827610368771.

Porges, S.W., Dana, D., Clinical Applications of the Polyvagal Theory: The Emergence of Polyvagal-Informed Therapies. New York, Norton 2018.

Schilder, A., Hoheisel, U., Magerl, W. et al. Sensory findings after stimulation of the thoracolumbar fascia with hypertonic saline suggest its contribution to low back pain. Pain 2014; 155 (2): 222–331.

Schleip, Dr. Robert, Der aktuelle Faszien-Forschungsstand, ichStark-Podcast 45, https://ichstark.com/45.

Schulz, K.-H.,· Meyer, A., · Langguth, N., Körperliche Aktivität und psychische Gesundheit, Bundesgesundheitsbl 2012, 55:55–65, DOI 10.1007/s00103-011-1387-x.

Wagner, Petra, Effekte des Ausdauersports auf die psychische Gesundheit, https://www.bisp-surf.de/Record/WE020081000217.

Blickwinkel 4

Albulescu, P., Macsinga, I., Rusu, A., Sulea, C., Bodnaru, A., et al. (2022) "Give me a break!" A systematic review and meta-analysis on the efficacy of micro-breaks for increasing well-being and performance. PLOS ONE 17(8): e0272460. https://doi.org/10.1371/journal.pone.0272460.

Ärztezeitung.de, Ausgeschlafen zum Erfolg durch Powernapping, https://www.aerztezeitung.de/Medizin/Ausgeschlafen-zum-Erfolg-durch-Powernapping-325162.html.

Berto, R., The Role of Nature in Coping with Psycho-Physiological Stress: A Literature Review on Restorativeness. Behavioral Sciences. 2014; 4(4):394-409. https://doi.org/10.3390/bs4040394.

Blatter, Ivan, Arbeite klüger – nicht härter!, humboldt 2020.

Clay, R.A. (2001, April 1), Green is good for you. Monitor on Psychology, 32(4), https://www.apa.org/monitor/apr01/greengood.

de Bloom, Jessica, Kompier, Michiel, Geurts, Sabine, de Weerth, Carolina, Taris, Toon, Sonnentag, Sabine, Do We Recover from Vacation? Meta-analysis of Vacation Effects on Health and Wellbeing, Journal of Occupational Health, 2009, Volume 51, Issue 1, Pages 13-25, https://doi.org/10.1539/joh.K8004.

Delgado, Jennifer, Paradoxical Anxiety: Why are you stressing out trying to relax?, https://psychology-spot.czm/paradoxical-anxiety-induced-by-relaxation/.

Heide, F.J., Borkovec, T.D. (1983), Relaxation-induced anxiety: Paradoxical anxiety enhancement due to relaxation training. Journal of Consulting and Clinical Psychology; 51(2): 171–182.

Jersey Psychology and Wellbeing Service, The Window of Tolerance: Supporting the wellbeing of children and young people, https://www.gov.je/SiteCollectionDocuments/Education/ID%20The%20Window%20of%20Tolerance%2020%2006%2016.pdf.

Kaimal, Girija, Ray, Kendra, Muniz, Juan (2016), Reduction of Cortisol Levels and Participants' Responses Following Art Making, Art Therapy, 33:2, 74-80, DOI: 10.1080/07421656.2016.1166832.

Karabinski, T., Haun, V.C., Nübold, A., Wendsche, J., Wegge, J. (2021), Interventions for improving psychological detachment from work: A meta-analysis. Journal of Occupational Health Psychology, 26(3), 224–242. https://doi.org/10.1037/ocp0000280.

Kim, H., Newman, M.G. (2019), The paradox of relaxation training: Relaxation induced anxiety and mediation effects of negative contrast sensitivity in generalized anxiety disorder and major depressive disorder. Journal of Affective Disorders; 259: 271-278.

Martin, L., Oepen, R., Bauer, K., Nottensteiner, A., Mergheim, K., Gruber, H., Koch, S.C., Creative Arts Interventions for Stress Management and Prevention-A Systematic Review. Behav Sci (Basel). 2018 Feb 22;8(2):28. Doi: 10.3390/bs8020028.

Newman, M.G., Llera, S.J. (2011), A novel theory of experiential avoidance in generalized anxiety disorder: A review and synthesis of research supporting a contrast avoidance model of worry. Clinical Psychology Review; 31: 371-382.

Peschel, Pepe, Meine innere Uhr, humboldt 2020.

Polish, Jay, A New Study Says Scrolling Through Social Media Doesn't Actually Give You A Mental Break, https://www.bustle.com/p/taking-a-break-by-looking-at-social-media-doesnt-help-your-mind-reset-a-new-study-says-18682642.

Pretty, J., Peacock, J., Sellens, M., Griffin, M, The mental and physical health outcomes of green exercise. Int. J. Environ. Health Res. 2005;15:319–337. Doi: 10.1080/09603120500155963.

Pschyrembel online, Hyperarousel, https://www.pschyrembel.de/Hyperarousal/K0QU2.

Rees, A., Wiggins, M. W., Helton, W. S., Loveday, T., O'Hare, D. (2017) The Impact of Breaks on Sustained Attention in a Simulated, Semi-Automated Train Control Task. Appl. Cognit. Psychol., 31: 351– 359. Doi: 10.1002/acp.3334.

Rogerson, M., Brown, D.K., Sandercock, G., Wooller, J.-J., Barton, J., A comparison of four typical green exercise environments and prediction of psychological health outcomes. Perspect. Public Health. 2015 DOI: 10.1177/1757913915589845.

Rogerson, M., Gladwell, V.F., Gallagher, D.J., Barton, J.L., Influences of Green Outdoors versus Indoors Environmental Settings on Psychological and Social Outcomes of Controlled Exercise. Int. J. Environ. Res. Public Health. 2016;13:363. Doi: 10.3390/ijerph13040363.

Schack, Normen, Meditation, Peak Performance, Selbstheilung und Dr. Joe Dispenza: NeuroMeditation, ichStark-Podcast 62, https://ichstark.com/62.

Schack, Normen, Mit Meditation gegen Angst, Stress und Nervosität: Aktuelle Studien, ichStark-Podcast 63, https://ichstark.com/63.

Sonnentag, Sabine. (2012), Psychological Detachment From Work during Leisure Time: The Benefits of Mentally Disengaging From Work. Current directions in Psychological Science. 21. 114'118. 10.1177/0963721411434979.

Süddeutsche.de, Studien: Kurzurlaub bringt so viel Erholung wie längere Reise, https://www.sueddeutsche.de/leben/tourismus-studien-kurzurlaub-bringt-so-viel-erholung-wie-laengere-reise-dpa.urn-newsml-dpa-com-20090101-140221-99-03108.

Wegner, D.M., Broome, A., Blumberg, S.J., Ironic effects of trying to relax under stress. Behav Res Ther. 1997 Jan;35(1):11-21. doi: 10.1016/s0005-7967(96)00078-2. PMID: 9009039.

Wendsche, J., Lohmann-Haislah, A., Psychische Gesundheit in der Arbeitswelt. Pausen. Bundesanstalt für Arbeitsschutz und Arbeitsmedizin, 2016.

Wood, C.J., Pretty, J., Griffin, M.A, A case-control study of the health and well-being benefits of allotment gardening. J Public Health (Oxf). 2016 Sep;38(3):e336-e344. doi: 10.1093/pubmed/fdv146. Epub 2015 Oct 29. PMID: 26515229.

Zacher, Hannes, Brailsford, Holly, Parker, Stacey (2014), Micro-breaks matter: A diary study on the effects of energy management strategies on occupational well-being. Journal of Vocational Behavior. 85. 287–297. 10.1016/j.jvb.2014.08.005.

Blickwinkel 5

Ärzteblatt.de, Trichotillomanie: Erfolge mit Habit-Reversal-Training, https://www.aerzteblatt.de/archiv/45429/Trichotillomanie-Erfolge-mit-Habit-Reversal-Training.

American Psychiatric Association, Diagnostic and Statistical Manual of Mental Disorders, Fifth Edition.

Bate et. al., The efficacy of habit reversal therapy for tics, habit disorders, and stuttering: a meta-analytic review, in: Clin Psychol Rev. 2011 Jul;31(5):865-71.

BFRBs und Zwangsstörungen: Gemeinsamkeiten und Unterschiede, BFRB.care-Podcast 18, https://bfrbcare.podigee.io/18-zwaenge.

Bloch et.al., Systematic review: pharmacological and behavioral treatment for trichotillomania, in: Biol Psychiatry. 2007 Oct 15;62(8):839-46.

Dilling, Horst, Mombour, Werner, Schmidt, Martin H. (Hrsg.), Internationale Klassifikation psychischer Störungen. ICD-10 Kapitel V (F). Klinisch-diagnostische Leitlinien. 10., überarbeitete Auflage, Hogrefe 2015.

DocCheck Flexikon, Stereotypie, https://flexikon.doccheck.com/de/Stereotypie.

DocCheck Flexikon, Tic-Störung, https://flexikon.doccheck.com/de/Tic.

Duhigg, Charles, Gewohnheiten verändern, aber wie?, ichStark-Podcast 21, https://ichstark.com/21.

Duhigg, Charles, Die Macht der Gewohnheit: Warum wir tun, was wir tun, Piper 2013.

Farhat et.al., Pharmacological and behavioral treatment for trichotillomania: An updated systematic review with meta-analysis, in: Depress Anxiety. 2020 Aug;37(8):715-727.

Gallinat, Christina, BFRBs: Nägelkauen, Skin-Picking, Wangenbeißen und Co. – körperbezogene repetitive Verhaltensstörungen, ichStark-Podcast 61, https://ichstark.com/61.

Gallinat, Christina, Homepage, https://www.skinpicking-trichotillomanie.de/.

Korb, Alex, Die Aufwärtsspirale gegen Depressionen: Mit Neurowissenschaften Schritt für Schritt genesen, Herder 2016.

Moritz, Steffen, Penney, Danielle, Weidinger, Sarah, Schmotz, Stella, Tricks gegen Ticks. Behandlungsmanual gegen körperbezogene Impulskontrollstörungen wie Nägelkauen, Trichotillomanie & Co., https://clinical-neuropsychology.de/impulskontrollstoerung_selbsthilfetechnik_trichotillomanie_naegelkauen/.

Moritz, Steffen, Rufer, Michael, Movement decoupling: A self-help intervention for the treatment of trichotillomania, in: J Behav Ther Exp Psychiatry. 2011 Mar;42(1):74-80.

Onmeda, Skin Picking: Zwanghaftes Pulen, Knibbeln & Kratzen, https://www.onmeda.de/krankheiten/skin-picking-id202622/.

Stein et.al., Is Trichotillomania a Stereotypic Movement Disorder? An Analysis of Body-Focused Repetitive Behaviors in People with Hair-Pulling, in: Annals of Clinical Psychiatry 2008. 20(4): 194-198.

TLC Foundation for Body-Focused Repetitive Behaviors, https://www.bfrb.org/.

Tricks gegen Ticks, Hilfe bei Trichotillomanie, Nägelkauen, Skin Picking, Lippen-Wangen-Beißen & Co., https://www.tricks-gegen-ticks.de.

WHO, ICD-11. International Classification of Diseases 11th Revision, https://icd.who.int/en

Zakhary, Picking your skin? Learn four tips to break the habit, https://www.health.harvard.edu/blog/picking-your-skin-learn-four-tips-to-break-the-habit-2018112815447.

Weitere Ansätze und Inspiration

Bauer-Staeb, Ulrich, Wie geht Biofeedback? Nebenwirkungsfrei gegen Migräne, Inkontinenz, Stress und mehr, ichStark-Podcast 17, https://ichstark.com/17.

Deepmala et.al, Clinical trials of N-acetylcysteine in psychiatry and neurology: A systematic review, in: Neurosci Biobehav Rev. 2015 Aug;55:294-321.

Deutsche Gesellschaft für Funktionsdiagnostik und -therapie in der Zahn-, Mund- und Kieferheilkunde (DGFDT)/Deutsche Gesellschaft für Zahn-, Mund- und Kieferheilkunde (DGZMK), S3-Leitlinie (Langversion). Diagnostik und Behandlung von Bruxismus. AWMF-Registernummer: 083-027. Stand: Mai 2019.

Deutsche Gesellschaft für Schlafforschung und Schlafmedizin (DGSM), S3-Leitlinie Nicht erholsamer Schlaf/Schlafstörungen. Kapitel „Insomnie bei Erwachsenen“ (AWMF-Registernummer 063-003), Update 2016.

Flessner et.al., Acceptance-enhanced behavior therapy (AEBT) for trichotillomania and chronic skin picking: exploring the effects of component sequencing, in: Behav Modif. 2008 Sep;32(5): 579-94.

Kreutz, Heike, Weniger Stress durch Obst und Gemüse, https://www.bzfe.de/service/news/aktuelle-meldungen/news-archiv/meldungen-2022/januar/weniger-stress-durch-obst-und-gemuese/.

Pohl, Kerstin, Wie beeinflusst Stress den Mikronährstoff-Haushalt?, https://www.pharmazeutische-zeitung.de/wie-beeinflusst-stress-den-mikronaehrstoff-haushalt-118264/.

Koch, Christian, Schluss mit Zähneknirschen. Bruxismus überwinden. Die besten Strategien gegen Kopfschmerzen, Erschöpfung und Tinnitus, humboldt 2020.

Koch, Christian, Medikamente bei Schlafstörungen? Offizielle Empfehlungen und eine bessere Therapie. Was die Deutsche Gesellschaft für Schlafforschung und Schlafmedizin sagt, ich-Stark-Podcast 37, https://ichstark.com/37.

Koch, Christian, Schluss mit Zähneknirschen, Blog, https://schluss-mit-zaehneknirschen.de.

Lochner et.al., Excoriation (skin-picking) disorder: a systematic review of treatment options, in: Neuropsychiatr Dis Treat. 2017 Jul 14;13:1867-1872.

Nunius, Sabine, Bruxismus, Stress und unser autonomes Nervensystem, https://ichStark.com/bruxismus-nervensystem.

Oliver et.al., N-acetyl cysteine in the treatment of obsessive compulsive and related disorders: a systematic review, in: Clin Psychopharmacol Neurosci. 2015 Apr 30;13(1):12-24.

Sani et. al., Drug Treatment of Trichotillomania (Hair-Pulling Disorder), Excoriation (Skin-picking) Disorder, and Nail-biting (Onychophagia), in: Curr Neuropharmacol. 2019;17(8):775-786.

Smith et.al., What Future Role Might N-Acetyl-Cysteine Have in the Treatment of Obsessive Compulsive and Grooming Disorders?: A Systematic Review, in: J Clin Psychopharmacol. 2016 Feb;36(1):57-62.

Walker, Matthew, Das große Buch vom Schlaf: Die enorme Bedeutung des Schlafs – Beste Vorbeugung gegen Alzheimer, Krebs, Herzinfarkt und vieles mehr, Goldmann 2018.

Register

aerob 87, 91f
Akzeptanz- und Commitment-Therapie (ACT) 156
anaerob 87, 92f
Angstzustände 85f
ANS, siehe Nervensystem, autonomes
Anspannung 159
Atmung 57, 67ff
Aufnahmefähigkeit 112
Ausdauersport 91ff

Bewegung 16, 18, 74, 80ff
BFRBs 128ff, 143
Biofeedback 158
Blasentechnik 37ff

Cortisol 22

Dauernervosität 160ff
- Strategien 21ff
Dauerunruhe 13ff
Depressionen 85f

Entspannung 16f, 72f, 101ff
Entspannungsverhinderer 106f
Erkrankungen, physische 159
Ernährung 157

Faszien 93ff
Fitness 88ff
- mentale 80ff

Gewohnheiten 125ff, 132ff
Gewohnheitsschleife 134ff
Glaubenssätze 35f
Glimmers and Glows 48

Habit Reversal Training (HRT) 147f
Hormonschwankungen 159
Hyperarousal 75

Kältereiz 66f
kognitive Funktion 84
Krafttraining 92f
Kreativität 123

Loslassen 102f

Medikamente 154f
Meditation 121ff
mentale Fitness 89
Micro Breaks 19, 111
Mindful Movement 74
Motivationstief 160f
Movement Decoupling 19, 145f

Nägelkauen 130f, 139
Nahrungsergänzungsmittel 157
Natur 121
Nervensystem 51ff
- autonomes 16, 56ff, 64
- enterisches 54f
- somatisches 53f
nervöse Angewohnheiten 17, 128ff, 141ff

Parasympathikus 54ff
Partnerschaft 158
Pausen 120
Perfektionismus 36ff
Polyvagaltheorie 58ff
Porges, Stephen 58ff
Psyche 42ff, 80, 50f
psychische Erkrankungen 14f, 129
psychosomatische Beschwerden 50f

Regeneration 120
Ruhe 101ff, 117ff

Schlaf 155f
Selbstregulation 49
Selbstwertgefühl 81f
Selbstwirksamkeit 82
Sexualität 158
Somatic-Marker-Hypothese 45
Sozialkontakte 82ff
Spannungen 18
Stimmungsschwankungen 44ff
Stress 7ff, 22ff, 76
Stressabbau 80f, 114
Stressmanagement 18, 22ff, 26ff, 41ff
Stressmodell nach Lazarus 25
Stressor 23ff, 32
Stressreaktion 23ff, 41ff
Stresstypen 30f
Sympathikus 54ff

Tics 128ff
Trigger 136ff

Unruhe 7
- Checkliste 12
- innere 143f, 159

Vagusnerv 60ff
- Aktivierung 66ff
Verhaltenstherapie 145f

Window of Tolerance 77ff

Zähneknirschen 156

Bibliografische Information der Deutschen Nationalbibliothek
Die Deutsche Nationalbibliothek verzeichnet diese Publikation in der deutschen Nationalbibliografie; detaillierte bibliografische Daten sind im Internet über http://dnb.ddb.de/ abrufbar.

ISBN 978-3-8426-4265-2 (Print)
ISBN 978-3-8426-4266-9 (PDF)
ISBN 978-3-8426-4267-6 (EPUB)

Abbildungen:
Titelmotiv: Bohdan Populov, spinspinspin – shutterstock.com
Stock.adobe.com: TarikVision: 52; designua: 55

Originalausgabe

Die Ratgebermarke der Schlütersche Fachmedien GmbH
Hans-Böckler-Allee 7, 30173 Hannover
www.humboldt.de
www.schluetersche.de

Lektorat: Annette Gillich-Beltz, Essen
Layout: Groothuis, Lohfert, Consorten, Hamburg
Covergestaltung: ZERO, München
Satz: Die Feder · Werbeagentur GmbH, Wetzlar
Druck und Bindung: FINIDR, s.r.o., Český Těšín, Tschechische Republik

FSC www.fsc.org
MIX
Papier | Fördert gute Waldnutzung
FSC® C014138